우리가 몰랐던 눈이 좋아지는 하루 5분 시력 트레이닝

우리가 몰랐던 눈이 좋아지는 하루 5분 시력 트레이닝

로버트 마이클 카플란 지음 | 박창은 옮김

중앙생활사

이 책의 활용 방법

이 책은 시력을 자연스럽게 향상시키는 방법을 다루고 있으며, 총 네 PART로 구성되어 있다.

PART 1에서는 눈 건강과 시력에 대해 다룬다. 눈 건강의 요소들을 살펴보고, 시력을 해치는 문화적·환경적 요소를 파악하여 시력에 영향을 미치는 생활방식을 점검한다.

그리고 눈이 특별한 시력보완렌즈의 도움을 받아 어떻게 피드백feedback : 상호균형조절 하는가를 알게 해주고, 눈 개개 구조물의 활동을 증가시켜 시력을 좋게 하는 운동을 소개한다.

PART 2에서는 일상생활에서 정상 범위 내로 시력이 변동한다는 생각을 조명한다. 이것은 세상을 보는 방식 즉, 자연스럽게 바라보는 것seeing과 인위적으로 주시하는 것looking이 일상생활의 상황에 접근하는 방식에 어떠한 영향을 주는지를 알려준다. 각각의 보는 형태와 관련된 행동양식을 살펴보고, 변화하는 상황에 적합하게 행동양식을 조율하는 기술을 설명한다.

그리고 식생활, 운동 등이 보는 방식에 어떻게 영향을 미치는지를 알아보고, 특정 음식, 신체 활동 수준의 효과를 점검할 수 있는 지침을 대략적으로 제시할 것이다. 이러한 기술들을 사용하면 눈뿐만 아니라 몸의 건강도 극대화할 수 있을 것이다.

PART 3에서는 마음의 눈, 즉 심리적 개념을 소개하고 마음의 변화를 해석하는 방식이 보는 것에 어떻게 영향을 미치는지를 설명할 것이다. 그리고 왜 고차원의 눈 건강, 이른바 전뇌全腦 활동이 좌우 양쪽 눈의 조화에 달렸는지, 이 건강한 균형을 어떻게 이룰 수 있는지를 알려줄 것이다.

PART 4에서는 이 세 측면에서 시력을 향상시키기 위한 프로그램을 시작할 수 있는 기회를 제공할 것이다. 운동하는 방법, 바이오피드백biofeedback : 심리적 상호균형조절을 점검하는 방법, 경과를 추적하는 방법 등을 설명하면서 모든 과정을 차근차근 마칠 수 있게 해줄 것이다.

이 책을 통해 독자들이 자신에게 필요한 눈 건강의 수준과 심도를 알았으면 한다. PART 1은 눈 건강과 시력에 대한 이론, 연구, 임상 경험을 소개하였다. 이 책에 나오는 단어와 개념에 완전히 익숙해지도록 적어도 한 번은 통독하기를 바란다. 그리고 나서 특정 상황에 맞는 생각이나 운동비전 게임을 해보라.

PART 4는 독자들이 시력강화운동 프로그램을 스스로 진행해 볼 수 있도록 구체적이고 자세하게 설명하였다. 필요에 따라 프로그램의 일부로 사용될 수 있는 자료도 제시하였다. 상황에 따라 안대를 할 수도 있고, 비전 게임이나 유산소 운동을 할 수도 있으며, 전체 프로그램을 다 할 수도 있다. 단계에 상관없이 시력을 향상시킬 수 있고, 필요하다고 느낄 때는 어떤 과정도 반복할 수 있다.

나는 종종 눈을 위한 모든 과정이 하나의 긴 여행이라고 나 자신과 환자들에게 환기시킨다. 쉴 때도 있고 힘들여서 나아가야 할 때도 있다. 어떤 길을 따르든지 각자의 소질과 능력에 주의를 기울이고 행해야 한다.

저자 서문

서양에서는 1.0 시력이 이상적인 정상 시력이라고 생각돼왔는데 이는 눈과 관련된 산업에 의해 유지된 편견에 기반한 것이다. 양호선생님, 안과의사, 가족 주치의 누구한테 진단받든지 간에 1.0이라는 소리를 들으면 안심이다. 안경이나 콘택트렌즈를 끼고 인공적으로 1.0을 만들어도 감사할 일이다. 아마도 당신은 어떻게 1.0의 시력을 유지할 수 있는지, 안경 없이 어떻게 그 시력에 도달할 수 있는지를 알기 위해 이 책을 읽을 것이다.

먼저 우리 사회에서 좋은 시력을 유지하는 것은 정상이 아니라 예외라는 것을 알아야 한다. 왜 1억 명이 넘는 미국인이 근시이며, 60% 이상이 안경이나 콘택즈렌즈 같은 교정기구에 의존해야 하는가? 왜 많은 사람들이 황반 퇴화, 백내장, 녹내장 등의 실명을 초래할 수도 있는 병으로 진단되고, 투약이나 수술 외의 추가 요법이 제공되지 않는 것일까? 마음만 먹으면 배워서 써먹을 수 있는 보조요법이 많지만 일반인의 선택은 매우 제한되어 있다.

1.0 시력을 가지고 있어서 굳이 안경이나 콘택트렌즈에 의존할 필요가 없더라도 눈의 피로를 호소하는 사람들이 점점 더 늘어가는 추세이다. 가려움증, 눈물, 통증, 시야가 흐려지거나 지속적인 독서로 집중력이 감소하는 증상 등은 눈과 관련된 기능들이 저하된 것을 의미한다.

다행스럽게도 당신은 이 문제를 바로잡을 일련의 기술을 마치 악기를 배우듯이 쉽게 배울 수 있다. 운동은 간단하고 결과 또한 즉시 나타난다.

이 책은 보는 능력 즉, 시력을 향상시켜주는 새로운 방법을 알려줄 것이며 기존의 안과 요법을 보조할 수 있다. 이 접근은 눈 굴절, 눈병의 진단과 치료의 과학, 안경 처방 기술, 보조요법의 사용 등을 포함한다. 이 책의 일차적 목적은 눈 건강과 시력을 스스로 책임지도록 환기시키는 것이고, 안과의사를 보조자로서 최대한 이용할 수 있도록 만드는 것이다.

이 책에 대략적으로 제시된 지침은 한 가지 중요한 전제에 기반한다. 신체 건강을 운동을 통해 향상시킬 수 있듯이 시력 또한 두 눈의 협동성, 스태미나, 눈과 뇌와의 상호작용으로 향상시킬 수 있다는 것이다.

만일 내가 즉시 안경이나 콘택트렌즈를 벗어버리라고 제안한다면 당신은 고개를 갸우뚱할 수도 있다. 나는 눈 교정장치를 운동화나 테니스 라켓 등의 운동기구처럼 치료기구로 사용할 수 있다고 제안한다. 처방이 적절하다면 눈과 뇌가 한 팀으로 일하는 방식을 다시 배울 수 있도록 도와줄 것이다.

시력이 좋아지면 안경과 새로운 관계를 형성해나갈 것이다. 안경을 쓰지 않고도 책을 읽고 컴퓨터 작업을 하고 스포츠를 하고, 정밀한 일을 할 때 능력이 향상되었음을 알 수 있을 것이다.

눈을 활용하는 것 즉, 시력이 좋고 나빠지는 상황을 더 잘 이해하면 시력을 관리하는 데 있어 적극적으로 행동할 수 있다. 마치 자동차가 휘발유, 엔진 오일, 다른 서비스 등이 필요할 때를 아는 것처럼 눈이 휴식이나 시력강화운동이 필요할 때를 알게 되는 것이다.

눈은 지속적으로 피드백한다. 이 책의 시력강화운동 프로그램은 눈이 자신에게 얘기하는 것을 민감하게 받아들여 해석하는 방법을 알려준다. 안경을 썼든, 눈병이 있든, 눈이 침침하거나 피로하든 눈을 통해 전달되는 미묘한 메시지가 있다. 내 환자들의 경우, 이 숨겨진 메시지를 알아차렸을 때 시력이 향상되었다.

이 책은 눈 건강 및 시력 향상에 환자 스스로 참여하여 안질환을 예방하고 좋은 시력을 유지하도록 도와준다. 그렇다고 해서 안과의사가 할 일이 없다는 것을 의미하는 건 아니다. 안과의사는 안내자나 선생님이 될 수 있다.

시력강화운동 프로그램은 학생들의 눈을 보호·강화하기 위해 학교에서 사용될 수 있다. 배우고 읽는 데 어려움을 느끼는 사람들을 위해 특별 응용 또한 가능하다. 단어나 문자가 역전, 변환, 치환되어 보이는 등의 독서장애가 있는 환자들 또한 시력강화운동 프로그램을 사용할 수 있다.

눈에 특별한 문제가 없다고 하더라도 시력강화운동은 생활의 질을 높여줄 수 있다. 사실 시력강화운동은 컴퓨터와 관련된 눈 피로를 덜기 위한 근로자 복지용으로도 이용되고 있다. 그리고 이러한 시력강화운동을 실행함으로써 당신은 눈의 작용기전에 대한 통찰력도 얻을 수 있을 것이다.

아마도 당신은 '왜 이런 생각이 일반적이지 않을까' 하고 의아해할 수도 있다. 왜 이전의 시력 저하에 관한 처방에는 제대로 된 예방과 대책이 없었을까? 또 있다고 해도 시력 저하에 관한 처방법이 왜 일부 검안사에게만 국한되었을까?

이런 질문들에 대한 답은 많다. 내 경험을 통해 대략적인 답을 하려고 한다. 내가 텍사스와 오리건의 검안사 학교에서 교수로 있을 때 검안사 교육을 목격한 적이 있다. 그들은 원래 시력 저하에 대한 처방으로는 안경과 렌즈만이 필요하다고 배웠다. 이 전통적인 관점은, 눈에 결함이 있을 때 이 결점을 보완하기 위한 교정장치가 필요하다는 것이다. 렌즈와 같은 교정장치는 치료가 끝나면 결국 제거해도 된다는 것이 이치에는 맞을지 몰라도 이런 경우는 아주 드문 경우로 거의 없다고 봐도 과언이 아니다.

안경이나 렌즈 등 교정기구의 사용은 시간이 흐를수록 시력 저하 현상을 더욱 심하게 한다. 이는 사용자가 안경이나 렌즈의 사용법을 제대로 알고 있지 않기 때문이다. 교정기구의 올바른 사용법은 필요할 때만 사용하는 것이다. 그렇지 않으면 안경을 사용하는 시간이 오래될수록 자신도 모르게 안경에 대한 의존도가 심해지는 것처럼 느껴진다.

검안사가 되기 위해 공부할 때, 나는 환자들에게 안경 처방을 강하게 권하는 것이 그들의 시력이 나아지도록 도와주는 것이라고 믿었다. 하지만 검안사로서 수천 명의 환자를 만나본 이후에서야 비로소 내가 그들의 시력을 저하시키는 데 기여했다는 사실을 알았다.

내가 비전vision 프로그램을 구체적으로 어떻게 수행하였는가에 대한 내용이 다음에 나와 있다. 이것은 도수 높은 안경이라는 미봉책을 넘어서는 것이다.

시력의 향상은 상황과 필요에 적합한 비전 프로그램을 사용하는 동시에 자기 자신의 눈에 대하여 책임감을 느꼈을 때 가능하다. 비전 프로그램은 눈과 마음을 평온하게 하여 자연의 평온과 힘을 회복시켜줄 것이다. 당신은 당신 자신의 가장 좋은 선생님이고, 이것을 생활 속에서 실행하는 것 또한 당신 자신의 몫이다. 눈이 나빠졌다는 것은 눈 혹사, 긴장, 피로를 의미하는 것이며 이를 바로잡을 기회를 제공하는 것이다.

이 책의 정보를 이해하고 내가 사용하는 기술을 사용하면 눈을 건강하게 만들 수 있다. 나는 안경을 완전히 벗었고 두 겹으로 보이는 난시의 증상도 95%까지 감소시켰다. 다른 사람들도 안경을 써야 할 필요성을 40~100% 감소시켰다. 어떤 환자들은 안과의사가 고칠 수 없다고 한 병에서 눈 조직의 일부를 재생시켰다. 희망을 포기하지 말고 방법을 찾고 이 책의 기술을 실천해보라. 이제 이 새로운 발견을 함께 해보자.

당신이 보는 모든 곳에서 사랑과 평화가 보이기를 바란다.

역자 서문

이 책을 일관하는 주제어는 'vision-fitness'다.

vision이라는 단어는 시력, 시각, 시야, 보기, 상상력, 직감력, 통찰력, 미래상, 선견지명, 환상의 장면 등 한 단어의 우리말로는 도저히 표현할 수 없는 많은 뜻을 가지고 있다. 즉, vision은 육체의 눈으로 보는 행위, 대상, 과정을 의미할 뿐만 아니라 마음의 눈으로 보는 미래상, 희망, 꿈 등을 내포한다.

fitness는 적합함, 적당함, 적격 등을 의미한다. 본문에도 나오는 것처럼 fitness는 환경의 요구를 충족시키는 능력이라고 할 수 있다. 즉, 생활에 가장 적당한 상태가 몸이 건강한 것이다.

내용의 빠른 이해를 돕기 위해 이 책에 100번도 넘게 나오는 'vision-fitness'라는 말을 문맥에 따라 '눈 건강' 또는 '시력'이라고 번역하였으나, 본문에 이 두 단어가 나오면 위에서 말한 넓은 의미로 받아들여 주기를 바란다.

이 책의 저자는 눈 건강시력을 향상시키기 위한 훈련 프로그램에 들어가기 전에 먼저 자신이 어떤 시각 스타일보는 방식을 가지고 있는지 체크해보라고 당부하고 있다. 이 책 PART 2에 설명되어 있는 '자연 상태being와 인위 상태doing' 그리고 '자연스럽게 바라보는 것seeing과 주의 깊게 주시하는 것looking'의 비교를 읽으면서 시력을 나쁘게 하는 환경요인과 생활습관을 한번 점검해보기 바란다.

요즘 사람들에게는 인위적인 것 즉, 의식적으로 억지로 힘을 들여 해야 하는 일이 많고 책, 컴퓨터, 텔레비전, 스마트폰과 같이 집중해서 보아야 하는 대상이 많기 때문에 몸과 눈이 긴장과 피로에서 좀처럼 해방되지 못하는 것이 현실이다.

이런 상태가 오래 지속되면, 동양의 고전《대학大學》에서 말한 것처럼 마음이 이미 하는 일, 보는 대상에서 떠나 아무리 억지로 노려보아도looking 보이지 않고seeing 아무리 귀를 기울여도 들리지 않는心不在焉 視而不見 聽而不聞 상태가 되는 것이다.

이 책은 시력 회복 및 강화를 위한 어떤 특효약이나 수술요법을 다루고 있는 게 아니라 자연스럽게 시력이 좋아질 수 있는 방법을 다루고 있다.

저자의 의도는 몸과 마음과 눈이 균형과 조화를 되찾아 눈의 긴장과 피로를 풀고, 사물을 더 잘 볼 뿐만 아니라 더 잘 이해하고, 보는 것의 즐거움과 행복을 느끼도록 돕는 것이다.

시력이 나빠지거나 눈이 피로할 때 마음에서 그 원인을 찾는 사람은 드물다. 저자는 우리가 아주 어려서부터 들어왔고 어른이 된 다음에도 그렇게 믿고 있는 '눈은 마음의 창窓'이라는 사실을 환기시키고, 이와 관련된 여러 문제의 근본적 원인을 해결하는 게 시력 향상에 중요한 역할을 한다는 사실을 인식시켜준다.

이 책에 소개된 시력강화운동을 '왜 눈이 빨리 좋아지지 않을까'라는 조바심을 버리고 게임을 하듯 즐기면서 하다 보면 시력 향상 이상의 것도 얻을 수 있을 것이다.

차 례

PART 2 눈의 보호

PART 3 마음과 전뇌 활성을 통한 시력 강화

PART 4 누구나 쉽게 하는 단계별 시력강화운동

PART 1

눈 건강과 시력

시력이란 무엇인가

눈은 인체 내 다른 기관에 비해 작은 크기임에도 불구하고 많은 혈액 및 신경을 공급받고 있으며, 뇌와 눈 건강시력 사이에는 매우 밀접한 관계가 있다. 인체로 향하는 뇌신경의 약 49%가 눈과 연결되어 있기 때문이다.

《Total Fitness》의 작가 모어하우스Morehouse와 그로스Gross는 건강을 '환경의 요구를 충족시키는 능력'이라고 정의했다. 눈 건강vision fitness은 선명하게 볼 수 있는 능력, 두 눈의 조화, 주위에서 보는 것을 이해하는 것 등과 관련이 있다.

여기에서는 눈 건강을 비롯해 자연 상태 혹은 안경을 벗었을 때의 나안 시력뿐만 아니라 안경이나 콘택트렌즈를 사용한 교정시력에 대해서 살펴보도록 하자.

선명하게 볼 수 있는 능력

이 책을 읽는 사람들 중에는 시력이 1.0이 아닌 사람이 많을 것이다. 시력이 떨어지고 눈앞이 침침해지면 눈의 상태가 나빠진 것이라고 생각할 수 있다.

태생적으로 1.0의 시력을 가지고 있는 사람들 중에도 긴장이나 피로, 따끔거리고 아픈 증상, 집중력, 이해력이 떨어지는 증상을 경험한 적이 있을 것이다. 이러한 증상들은 시력이나 스태미나가 떨어진 것을 의미한다눈병이 자연적인 시력을 손상시키는 경우도 있으며, 이런 질병은 나중에 논의할 것이다.

책을 읽는 거리에서 선명하게 볼 수 있는 능력을 잃게 되는 것은 또 다른 눈 건강 상실을 의미한다. 이 경우 굴절력에 문제가 생겨 초점이 제대로 맞지 않는 것인데 많은 안과의사들은 이를 자연 노화의 결과로 보고 있다. 그러나 나는 스스로 노력해서 좀 더 선명하게 초점을 맞출 수 있는 능력을 길러 눈 건강을 회복한 한 사람을 알고 있다.

55세인 메리는 원시였고, 최근에 이중초점렌즈, 즉 가까운 물체에 대한 초점과 먼 물체에 대한 초점을 제공하는 렌즈를 처방받았다. 그녀는 이 책에 나와 있는 시력강화운동 프로그램을 한 달간 사용하고 난 후 40대 초반부터 사용했던 책 읽을 때 쓰는 돋보기만 필요한 상태가 되었다. 메리는 안경을 완전히 벗어버리지는 않았지만 13년 전의 시력으로 되돌아갔다.

근시나 난시인 경우에도 이러한 방법을 사용할 수 있다. 근시는 상이 망막 앞에 맺혀 가까운 곳은 잘 보이지만 먼 거리의 물체는 또렷이 보지 못하는 것을 의미한다. 난시는 각막경선角膜經線에 불규칙적인 만곡彎曲이 형성되어 그 결과 초점이 흐트러지고 시야가 흐릿해지거나 두 개로 보이는 것으로, 긴장 및 두통의 원인이 되기도 한다.

린다는 25년 넘게 근시와 난시에 시달려왔다. 그녀는 운전할 때 안경을 써야만 했는데 이 책의 개념과 기술을 응용한 지 6개월 만에 운전자 시력검사를 통과할 수 있었다.
운전한 지 19년 만에 처음으로 안경 없이 합법적으로 운전할 수 있게 되었고, 36살에 마치 17살 때처럼 볼 수 있게 되었다. 안경이나 콘택트렌즈의 도움 없이 시력을 회복한 것이다.

두 눈의 조화

안과의사의 95%는 안경이나 콘택트렌즈를 필요로 하는 사람들에게 1.0의 시력이 나오도록 도수가 높은 안경을 처방한다. 그러나 나는 스트레스와 두 눈에 대한 연구 결과, 근시와 난시에 이렇게 도수가 높은 안경을 처방하는 것이 두 눈을 함께 사용하는 방법과 관련해서 눈의 피로관리가 불가능한 스트레스를 유발한다는 사실을 알아냈다.

나는 여러 해 동안 눈의 상태를 잘 알고 있는 환자들을 테스트해서 한쪽 눈에 처방된 안경의 도수가 상당히 높다는 사실을 밝혀냈다. 안경의 도수를 약하게 하는 것이 두 눈의 조화를 높여 시력을 높여주고 눈 긴장과 피로를 최소화시켜준다.

그렇다면 안경을 쓰지 않는 사람의 두 눈의 조화는 어떤가? 1.0 시력을 가진 상당수의 사람들이 가까운 거리를 보는 데 어려움을 느낀다.

눈은 생물학적으로 가까운 거리를 보는 일에 적합하지 않다. 눈은 원래 3차원적인, 빠르게 움직이는, 초점이 다양한 것들을 보는 데 적합하도록 디자인되어 있다. 그러나 사람들은 눈을 컴퓨터 모니터, 휴대폰, 책, 신문, TV 등과 같은 2차원적인 작은 물체에만 초점을 맞추도록 만든다. 결과적으로 오랜 시간 동안 무얼 읽고 컴퓨터 모니터를 보고 휴대폰을 보는 등의 가까운 거리만 보게 하는 일들은 눈을 피로하게 만든다.

이러한 증상은 선명도와는 무관하기 때문에 내가 환자의 70%에게서 두 눈이 어떻게 한 팀으로 작용하는가를 발견하기가 쉽지만은 않았다. 다행히 시력강화운동은 두 눈의 조화를 증진시키는 것을 도와줄 수 있다.

당신은 빨리 움직이는 공을 때리고 글을 읽고 컴퓨터 모니터의 데이터를 보는 일 등을 어려움 없이 할 수도 있다. 그러나 이해하기 어려운 복잡한 정보를 처리해야만 할 때, 보고 있는 것을 이해하는 정도가 떨어질 것이다.

예를 들어 1.0 시력을 가지고 있더라도 마음이 딴 데 가 있거나 졸리거나 지루하면 읽은 것을 이해하기 어렵다. 컴퓨터에 데이터를 입력할 수 있지만 계속되는 생각의 논리적 패턴, 연속적인 데이터를 찾는 것, 빠르게 움직이는 물체를 눈으로 좇아가는 것 등은 눈의 피로를 유발한다.

선명하게 보이기는 하지만 본 것을 이해하는 데 어려움을 느끼는 사람들은 근시 경향이 있다. 그들의 눈은 먼 곳을 보는 데 적합하도록 디자인되었다. 반면에 근시 교정을 위한 안경이나 콘택트렌즈를 착용한 사람은 눈이 읽는 행위에 적합하기 때문에 책을 많이 읽거나 공부를 잘하게 되는 경향이 있다.

시력의 이 세 측면은 시간이 지나면 쇠약해진다. 그렇지만 시력도 몸의 건강처럼 향상될 수 있다. 눈의 근육 운동, 눈과 연결된 뇌신경의 자극, 눈으로 가는 혈류의 증가도 가능하다. 이 책의 시력강화운동은 당신의 시력을 극대화시키고 전체적인 몸 상태도 올려줄 것이다.

시력 상태 점검하기

임상 경험이나 연구를 통해 우리는 어떤 행동이 시력과 관련되어 있음을 알 수 있다. 다음 설문은 시력 향상에 적용할 수 있는 특정 행동을 알게 도와줄 것이다. 몇 가지 질문은 알프레드 A. 크노프Alfred A. Knopf의 《Eye Power》에서 응용하였다.

다음의 시력 상태 점검을 위한 설문을 읽고서 점수를 표시해 보라.

만약 다음의 각 항목에 5 이상의 점수를 표시했다면 시력강화운동을 통해 그러한 능력이 개선될 수 있다. 이를 위해서는 시력에 대한 새로운 통찰과 질문들로 무장하고 원하는 방식으로 눈을 돌봐야 한다. 그리고 함께할 검안사나 안과의사도 찾아야 한다.

시력 상태 점검을 위한 설문

	아니오	예									참기 어려운 상태
1. 가까운 거리의 일(예 : 독서, 글쓰기, 공부)을 끝내기가 어려운가?	0	1	2	3	4	5	6	7	8	9	10
2. 하나의 일을 하다가 다른 일로 옮길 때 어려움을 경험한 적이 있는가(예 : 일을 하다가 요리를 하는 것)?	0	1	2	3	4	5	6	7	8	9	10
3. 테니스, 농구 등 공과 선수들이 빠르게 움직이는 운동을 하기가 어려운가?	0	1	2	3	4	5	6	7	8	9	10
4. 독서 속도가 느리거나(1분에 200단어 이하) 갑자기 느려진 것을 느낀 적이 있는가?	0	1	2	3	4	5	6	7	8	9	10
5. 지도를 보거나 길을 찾는 데 어려움을 느끼는가?	0	1	2	3	4	5	6	7	8	9	10
6. 읽고 있는 것이나 상상하는 것을 머릿속에서 시각적인 이미지로 만들기가 어려운가(예 : 해가 빛나거나 비오는 날을 상상하기)?	0	1	2	3	4	5	6	7	8	9	10
7. 숨은 단어 게임을 하는 데 어려움을 느끼는가?	0	1	2	3	4	5	6	7	8	9	10
8. 즐거움을 위한 독서가 어려운가?	0	1	2	3	4	5	6	7	8	9	10
9. 동시에 해야 하는 일에 집중하기 어려운가(예 : 강의를 들으면서 필기하는 것)?	0	1	2	3	4	5	6	7	8	9	10
10. 차에서 책을 읽으면 멀미 때문에 고생하는가?	0	1	2	3	4	5	6	7	8	9	10
11. 효과적으로 읽고 쓰는 시각·정신 능력이 부족한가(예 : 저자의 의도와 관점을 이해하는 것이나 짧은 이야기를 쓰는 것)?	0	1	2	3	4	5	6	7	8	9	10
12. 독서나 글쓰기 능력이 실망스러운가(11번 참조)?	0	1	2	3	4	5	6	7	8	9	10

	아니오 예 참기 어려운 상태
13. 전에 보았던 그림, 글, 기타 이미지를 정확하게 기억해서 다시 표현하는 것이 어려운가(예 : 어떤 장면을 본 뒤 다시 보지 않고 설명하기)?	0 1 2 3 4 5 6 7 8 9 10
14. 종이와 펜을 사용하지 않고선 실제적이거나 이론적인 문제를 해결하는 것이 어려운가?	0 1 2 3 4 5 6 7 8 9 10
15. 움직임이 있을 때 주목하기 어렵거나 걸어갈 때 수평선이 위아래로 흔들리지는 않는가?	0 1 2 3 4 5 6 7 8 9 10
16. 물체가 어디에 있는지 판단하기 어려운가(예 : 물체 있는 곳까지의 거리를 판단하기)?	0 1 2 3 4 5 6 7 8 9 10
17. 종종 물체의 진짜 위치를 착각하는가(16번 참조)?	0 1 2 3 4 5 6 7 8 9 10
18. 극장, 백화점의 많은 사람들이 불편한가?	0 1 2 3 4 5 6 7 8 9 10
19. 상하 또는 좌우로 움직이는 물체를 눈으로 좇는 것이 어려운가?	0 1 2 3 4 5 6 7 8 9 10

시력의 저하

선천적으로 눈병이 있거나 시야가 흐리거나 사시가 있는 사람은 전체 인구 중 10%가 안 된다. 그렇지만 나머지 90% 중 60%가 청년기에 근시, 원시, 난시, 그 외 다른 안과 질환을 가지게 된다. 이 통계는 우리 본래의 시력이 나빠지는 것은 다름 아닌 문화의 결과라는 사실을 보여준다.

우리가 태어날 때부터 어른이 될 때까지 주변 환경과의 상호작용은 시력을 망치게 만든다. 수천 명에 이르는 환자와의 면담을 통해 나는 시력 악화에 중요한 역할을 하는 다음과 같은 환경요인이 있음을 알아냈다.

- 단순 탄수화물과 가공식품의 과도한 섭취 같은 부적절한 식생활과 감정 혼란 시 음식 섭취

- 잘못된 독서 습관
- 환경오염 화학물질, 방부제 등
- 지나친 설탕 소비
- 영양의 불균형
- 부족한 일광 노출
- 열악한 작업환경
- 성적 위주의 학교생활과 운동
- 신체 활동의 부족
- 전통 가족 모델의 해체
- 지나친 텔레비전 시청
- 지나친 컴퓨터 사용
- 지나친 자기 절제나 중독성 행동 패턴
- 과도한 스트레스

만일 산업화되지 않은 나라의 토착민들과 시간을 보낼 기회가 있다면 그들의 눈이 어떻게 움직이는지 한번 살펴보라. 그들은 가까운 물체에서 먼 물체로 빠르게 초점을 옮기고 안구 근육을 대각선으로 늘리면서 눈동자를 상하좌우로 자유롭게 움직인다.

인간의 눈은 먼 거리에 초점을 맞추어 움직이고 안구 근육을 늘리도록 만들어졌다. 사냥, 채집, 농경 등을 위해 고안된 것이다.

그러나 산업화된 환경은 본래 시력의 변형을 초래하는 기술을 발전시켰다. 책상에 오래 앉아서 책을 읽고 자료를 보고 컴퓨터로 작업하는 것과 같이 눈과 손의 긴밀한 협력이 필요한 정교한 작업이 많아졌다. 눈은 인공 조명에 익숙해져야 하며 카펫, 책상, 의자, 종이, 잉크, 페인트 등의 미세 입자에도 노출된다. 푸른 숲, 청정한 목초지, 원시 자연과는 완전히 다른 세상인 것이다.

더욱이 당신은 업무 할당, 마감 기한, 재정 부담, 동료와의 경쟁 같은 어려움도 만난다. 이러한 모든 스트레스는 시력에 영향을 준다. 반면에 스트레스가 해소되고 몸이 이완될 경우 눈의 효율도 증가된다.

이런 환경의 변화가 하루아침에 이루어진 것은 아니다. 사람들이 알아차릴 수 없을 정도로 서서히 변화해서 이제는 미국인 중 1억 명 이상이 근시로 안경이나 콘택트렌즈를 써야 하는 상황에 이르렀다. 뇌와 눈은 먼 곳을 보는 데 익숙해 있다가 사무실에서의 업무나 학교 공부처럼 가까운 곳에 집중하도록 조정되었다. 먼 곳을 선명하게 보는 것을 버리고 가까운 곳만 볼 수 있게 돼 버린 것이다.

앞에서 우리는 도수 높은 안경이나 콘택트렌즈가 유발한 피로에 대해 살펴보았다. 먼 곳을 보도록 처방한 안경의 도수가 가까운 거리를 볼 때는 너무 높은 것이다. 도수 높은 안경은 70%의 시간 동안 먼 곳을 보도록 처방된 것인데 그렇게 하지 못하기 때문에 피로를 유발하는 것이다. 책을 읽거나 컴퓨터 작업을 할 때 시야 혼탁, 불편, 피로, 졸림 등의 증상이 나타난다. 하지만 이러한 증상은 안경 없이 1.0 시력을 가지고 있는 사람에게도 나타날 수 있다.

시력이 나빠지면 눈이 피드백feedback*을 일으켜 두 눈의 조화가 깨지거나 뇌에서 본 것을 이해하는 능력이 떨어지게 된다. 이 피드백을 알게 되면 뭔가 잘못되었다고 느끼고 피곤하다고 생각한다. 눈이 더 나빠져서 더 높은 도수의 안경 처방을 원할 수도 있다. 하지만 이 책은 다른 선택을 제시한다. 이 증상들을 빨간불로 받아들이고 시력을 회복하기 위한 조치를 취해야 한다.

---

* 피드백(feedback)은 출력측의 신호나 에너지의 일부를 다시 입력측으로 되돌린다는 뜻의 전기 전산용어다. 이때 출력측의 신호는 조절과 제어를 위한 자료가 된다.
생물활동의 조절과 균형이 이런 피드백을 통해 이루어지기 때문에 생물에서의 피드백을 바이오피드백(biofeedback)이라는 단어로 표시한다. 예를 들어, 운동을 하면 심박수가 증가하고 호흡이 빨라지고 혈압이 올라가고 열이 나는데 이는 운동 시 근육에 에너지가 필요하다는 입력에 반응해서 나타난 것이다. 증가된 심박수, 호흡, 체온, 혈압의 변화라는 출력은 마구 이루어지는 것이 아니라 이것이 다시 뇌에 입력되어서 적절한 수준으로 조절되는 것이다.
스트레스라는 입력에 대해서 몸은 긴장, 피로 등에 휴식이 필요하다는 반응을 출력한다. 이 반응을 입력해서 휴식이나 다른 긴장을 풀어주기 위한 조치를 취한다면 몸은 정상적으로 유지되지만 이를 무시하면 눈과 인체의 다른 기관들이 악화되는 것이다.

그럼 무엇을 해야 할까? 신체적 피로의 첫 번째 증상은 숨소리조차 들리지 않을 정도로 숨을 죽이거나 충분히 호흡하지 못하고 옅게 호흡하는 것이다. 옅은 호흡은 심장과 폐에서 멀리 떨어진 눈으로부터 필수 영양소를 앗아간다. 때문에 시야가 흐려지거나 회색으로 변한다. 잘 안 보여서 더 노려볼수록 고개는 점점 더 앞으로 숙여진다. 가장 좋은 예는 저녁 늦게까지 열심히 일하고 있는 당신 바로 옆의 동료들이다. 그들이 눈을 깜빡이지 않고 허공을 멍하니 쳐다보고 있지는 않은가?

호흡을 체크해봐야 한다. 호흡이 너무 옅지 않은가? 소리를 들어봐야 한다. 폐와 위의 운동을 느껴보라. 잠시 눈을 감고 자세도 점검하라. 이것은 마치 차를 정비소에 맡기고 냉각수, 윤활유, 타이어 등을 점검하는 것과 같다.

많은 사람들이 사무실과 집에서의 눈 긴장으로 인해 시력이 점점 더 나빠지기 때문에 시력을 향상시키는 조치를 취하는 것이 더 중요해졌다. 물론 이러한 현실을 부정하고 안경에 의지할 수도 있지만 운동과 영양으로 몸을 가꾸는 것처럼 눈 또한 그렇게 할 수 있다. 시력이 갈수록 쇠약해지는 현실을 직시하고 지금부터 눈을 보호하는 조치를 시작해보자.

시력에 영향을 주는 것들

요즘 사회에서 사람들 간의 의사소통은 대부분 눈에 초점을 맞추면서 이루어진다. 눈은 실제로 '마음의 창'이다. 말을 초월한 많은 것을 나타낸다.

눈에 대해서 조금만 생각해보면 생활의 많은 변수들과 눈이 계속해서 피드백하고 있음을 알 수 있다. 음식, 운동, 다른 사람과의 관계에서의 만족 또는 불편함 등에 따라 시력은 좋아지기도 하고 나빠지기도 한다.

눈이 나빠지는 것은 오랜 시간에 걸쳐 일어난다. 하루아침에 근시, 난시, 원시가 되는 것은 아니다. 빈틈없고 꼼꼼한 검안사들은 시력의 저하 단계를 점검해서 눈의 변화를 측정·기록할 수 있다.

눈이 말하는 것을 듣기

눈이 어떻게 바이오피드백 기전으로 작용하는가에 대해 좀 더 깊이 살펴보자.

먼저 1.0 시력을 20/20이라고도 표시하는데 이것이 의미하는 것은 무엇인가? 20피트609.6cm 거리에서 1인치2.54cm 크기의 문자를 볼 수 있을 때, 의사들은 1.0 시력이라고 판정한다. 반면에 20피트609.6cm 거리에서 40피트1,219.2cm용 문자두 배 크기의 문자를 볼 수 있다면 0.5, 즉 20/40이 된다.

대부분의 안과의사는 20피트609.6cm 거리에서 눈의 분별력이 최대로 발휘되도록 렌즈의 굴절도렌즈의 두께를 처방한다. 이는 수년 전의 표준이었다.

그러나 이 표준이 이상적인 것은 아니다. 수년 전 내 환자들은 시력을 자연스럽게 회복, 강화하는 방법이 없는지 물었다. 그들은 내게 올 때마다 더 높은 도수의 안경 처방이 필요하다는 말을 들었고, 그 말에 걱정했다.

나는 환자들의 안경 도수를 낮추는 실험을 시작했다. 몇 번의 연구 시도 후에 일상적으로 불편을 느끼지 않는 수준의 시력은 0.8 정도라는 것을 알게 되었다. 만일 시력이 0.8 이하라면 너무 흐릿하게 보여서 환자들이 매우 불편하게 느끼고 본래의 시력을 나쁘게 하기 때문이다. 시력이 0.8 이상이라면 굳이 시력을 좋게 하려고 노력할 필요가 없다. 나는 근시와 난시 환자들 모두 같이 도수를 낮추었으며, 원시에 대해서도 원근 Eye-C 차트를 사용하여 마찬가지로 도수를 낮추었다.

계속 진행 중인 이 실험에 참여한 수천 명의 환자들은 이러한 새로운 안과 처방에 대해 만족했다. 좀 더 부드럽게 볼 수 있고 일반적으로 진정 효과도 있다는 것이다. 이 환자들이 먼 곳을 볼 때, 가까운 물체는 자동으로 선명해진다. 이것은 약 3m 거리를 볼 때의 시력이 100%로 향상한다는 것을 의미한다.

그러면 시력을 완전히 교정하지 않는 안경 처방이 왜 필요한가라는 의문이 들 것이다. 이미 언급했던 행동의 이점 외에도 안경의 도수를 낮추는 것은 눈과 뇌가 파트너로서 좀 더 조화롭게 작용할 수 있도록 해줄 것이다. 약 0.8 시력에 맞춰서 처방하는 도수는 환자의 뇌, 눈, 근육이 남은 0.2를 채워 1.0 시력을 회복하기 위해 노력하도록 만든다.

내 환자들은 시력이 생활방식의 변화, 이를테면 음식, 자세, 유산소 운동, 업무 스트레스, 독서 패턴, 컴퓨터 작업시간, 날씨 변화, 감정 변화 등의 영향을 받는다고 말한다.

시력의 변동을 관찰하면 눈이 피드백을 해석하는 방법을 알게 된다. 예를 들어 업무 스트레스가 증가되면서 시력이 나빠지는 것을 느낀다면 스트레스를 줄이는 조치를 취해야 한다. 호흡을 깊게 해서 눈에 산소와 영양을 충분히 공급하면 눈의 기능이 향상된다는 것을 기억하라. 두 눈을 가운데로 모으듯이 코에 초점을 맞췄다가 먼 곳을 보는 것은 시력을 향상시킬 수 있다. 시력보완렌즈와 시력강화운동 그리고 생활방식의 변화를 더하면 시력은 100%로 안정될 것이다. 그러고 나서 안경의 도수를 한 번 더 낮춰 이 과정을 반복할 수 있다.

안경의 도수를 낮춤에 따라 시력은 자연적으로 안경 없이 회복될 수 있다. 더 낮은 도수의 안경을 사용할 때, 안경의 지배에서 벗어나 안경 없이 좀 더 선명하게 볼 수 있고 안경의 사용을 자유롭게 선택할 수 있다.

높은 도수의 처방과 내 시력 처방을 비교한 임상 실험에서 나는 도수 높은 안경을 착용한 환자들이 시각 스트레스에 더 민감하다는 사실을 발견했다. 도수 높은 안경 처방을 받은 환자들의 경우, 깊이 감각이 떨어지고 오랜 기간 안경을 사용하면 피로와 긴장이 유발된다.

그러므로 뇌는 뇌와 눈에 운동의 기회를 주는 0.8에 가까운 시력에 맞게 처방하는 것을 좋아하는 것 같다. 뇌와 눈은 몸 안의 다른 근육처럼 운동에 잘 반응한다. 다친 팔에 부목을 꽉 끼게 했다고 한번 생각해보자. 이 상태에서는 부목을 좀 느슨하게 한 경우보다 운동하기가 훨씬 더 어려울 것이다. 0.8 시력 처방은 느슨한 부목과 같이 눈을 더욱 강하게 만드는 운동을 제공해준다.

당신이 비록 1.0 시력을 가지고 있더라도 이해력이 떨어지거나 주의 집중이 잘 안 되면 안구 근육 기능과 눈에서 뇌로 입력되는 정보의 정확도를 증가시켜야 한다. 자연적으로 1.0 시력인 사람들도 눈을 조화시켜 사용하는 능력이 손상된 경우가 있다. 근접거리 업무, 눈 긴장, 컴퓨터 작업 후의 시야 혼탁, 독서 후의 안구 작열감, 근거리에 집중한 후의 안구건조증 등은 종종 경험하는 증상이다.

어떤 사람들은 특별히 고안된 근거리 안경을 통해 시력을 향상시킬 수 있다. 선명도가 반드시 증가하는 것은 아니지만 눈의 편안함은 눈에 띄게 변화한다. 이러한 안경을 '스트레스 경감 안경' 또는 '초점을 맞추는 안경'이라고 하는데 이것을 사용할 때 안경에 중독되지 않도록 반드시 시력강화운동과 함께 사용할 것을 강력히 권한다.

안경 의존성을 판단하는 좋은 방법은, 안경을 벗었을 때 근거리 물체가 더 흐리게 보이는지 살펴보는 것이다. 이 증상이 나타나면 안경이 본래의 시력을 저하시키는 것이다.

앞에서 언급한 안경을 쓰는 목적은 시력강화운동을 하는 동안 좀 더 선명하게 보도록 도와주는 것이다. 안경과 콘택트렌즈는 시력 향상을 촉진하기 위한 치료 장치로 생각돼야 한다.

24세 스티븐은 도수를 낮춘 시력보완안경을 쓰기 시작했다. 안경을 쓰기 시작한 다음날 그는 친구 조지와 함께 라켓볼을 하러 갔다. 코트에 들어가자 스티븐은 0.5 안경을 통해 주위를 살펴보았고 벽시계의 시간을 거의 알아보지 못했다. 40분간 라켓볼을 하고 난 다음, 다시 한번 벽시계를 보았는데 이번에는 시곗바늘이 완전히 깨끗하게 보였다. 그의 눈이 좋아진 것이다! 유산소 운동이 시력을 향상시킨 피드백 역할을 한 것이다.
축하의 의미로 스티븐과 조지는 맥주 몇 잔, 나초, 설탕이 듬뿍 든 디저트를 먹었는데 그 때문에 스티븐의 시력은 다시 떨어지고 말았다. 눈이 바람직하지 못한 음식의 피드백을 받은 것이다. 이 경험을 통해 스티븐은 눈의 피드백을 깨달았고, 해로운 음식을 피하고 열심히 운동해야겠다고 결심했다.

30세 앤은 컴퓨터 프로그래머다. 그녀는 하루에 4~8시간을 컴퓨터 앞에서 보낸다. 그녀는 실험 삼아 모니터 뒤의 벽에 시력검사 차트를 달았다. 매일 아침 앤은 시력을 측정하고 변화를 점검했다. 그녀는 3시간 동안 계속 일하고 난 다음에는 시력이 떨어진다는 사실을 알았다.

나와 상담한 후, 앤은 호흡에 주의를 기울인 채로 차트에 초점을 맞추고 눈을 위아래로 움직여 안구 근육을 신장시키는 운동을 했다. 앤의 경우, 복잡한 일을 할 때마다 숨을 죽이기 때문에 호흡은 매우 중요한 운동이었다. 그리고 앤은 몇 시간 동안 한눈 팔지 않고 모니터만 보고 일한다고 했다.

그녀는 시력강화운동을 하면서 시력도 좋아졌고 피로 증상도 감소했다. 그녀는 피로의 피드백을 받을 때마다 운동을 했다. 시력은 몸의 건강과 같다. 일단 건강을 회복하고 난 다음에는 유지 프로그램을 사용할 필요가 있다.

1.0의 시력이나 완벽하게 건강한 눈을 가진 환자들도 읽고 바느질하고 뜨개질하고 컴퓨터 프로그램을 만들고 그림을 그리는 등 근거리 작업을 할 때 시야 선명도가 변동한다고 말한다. 교정 안경이 필요하지 않더라도 시력을 유지하기 위한 피드백은 필요하다.

감정 및 정신 상태도 시력에 영향을 줄 수 있다. 어른들은 어린이에 비해 마음이 어둡고 잘 웃지 않는 경향이 있는데 자주 웃고 밝은 마음을 갖는 것도 시력을 위해 필요한 부분이다.

시력보완안경을 쓰고 좀 더 부드럽게 바라보고 웃고 즐거운 마음을 가지는 것이 몸과 눈의 긴장을 이완시킬 것이다.

이것만은 꼭!!

- 바르게 앉아서 몸과 마음을 고요한 상태로 유지하라. 평온감을 깊게 하기 위해 눈을 감아라. 호흡에 초점을 맞추고 마음에 주의를 기울인다.
- 3초에서 5초에 한 번 정도 눈을 깜빡여라.
- 마음이 열리도록 깊게 호흡하라. 고요함과 따뜻함을 느낄 수 있을 것이다.
- 마음에 동정, 친절, 사랑 등을 담도록 하라.
- 눈을 뜨고 새로운 깨달음을 가지고 사랑으로 세상을 보라.

PART 2

눈의 보호

안구 근육 운동하기

이 책의 시력강화운동 프로그램을 충실히 사용하기 위해서 눈의 구조와 작용에 대한 기본 지식을 아는 것이 중요하다. 여기서는 눈의 각 부분의 기능, 목적, 건강을 향상시키기 위한 전략 등을 설명할 것이다. 눈의 해부학을 배우는 것은 이 PART와 다음 PART의 시력강화운동에서 최선의 결과를 얻을 수 있게 도와줄 것이다.

각막

눈 외곽의 빛나는 곡선 부분을 말하며 홍채눈 중앙의 색소화된 부분를 둘러싸고 있다. 각막은 눈 굴절도의 80%를 통제한다. 각막은 윤활유로 작용하는 눈물로부터 영양분을 얻는다. 눈을 깜빡거리는 동안 눈물은 각막 표면에 발리게 된다. 눈이 어떤 활동을 하는가에 따라 눈을 얼마나 깜빡거리느냐가 결정된다.

예를 들어 컴퓨터 모니터 또는 TV를 보거나, 책을 읽는 것 등의 근거리 작업이나 운전 같은 것은 눈을 깜빡이지 못한 채로 노려봐야 하는 일이므로 눈을 건조하게 한다. 콘택트렌즈를 착용하는 것 또한 3초에 한 번 눈을 깜빡이는 속도를 지연시킨다. 눈꺼풀이 콘택트렌즈를 이물질로 느끼기 때문에 뇌에서 눈을 덜 깜빡이도록 신호를 보내는 것이다. 눈을 깜빡이는 횟수가 줄어들면 눈은 충분한 영양과 수분을 얻지 못해 작열감, 가려움, 따끔거림, 무거움, 까끌까끌함 같은 느낌을 경험하게 된다. 이것은 눈과 뇌의 피드백 작용의 결과다. 따라서 3초마다 눈을 깜빡이는 것은 시력을 향상시키기 위한 일차적인 조치다.

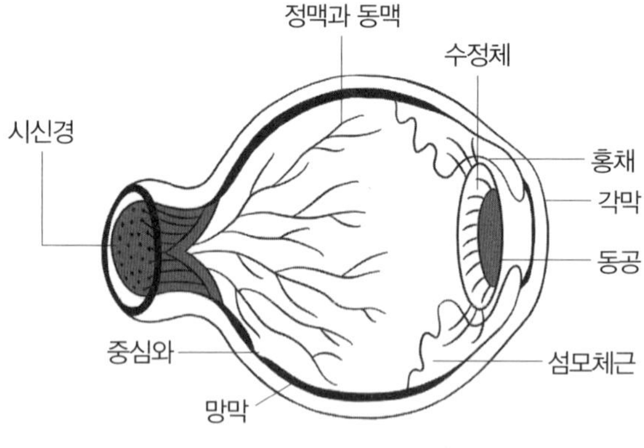

눈의 구조

홍채와 동공

홍채는 각막과 수정체 사이에 있는 색깔 있는 막이다. 홍채 근육은 빛의 유무에 따라 자극된다. 빛이 많으면 근육이 수축해서 동공이 작아진다. 어두운 곳에서는 근육이 이완해서 동공이 커진다. 이런 방법으로 홍채는 눈으로 들어오는 빛의 양을 조절한다.

홍채가 눈으로 들어오는 빛의 양을 조절하는 방식은 풀 스펙트럼 햇빛적외선, 가시광선, 자외선 등 모든 범위의 빛을 포함하는에 의해 자극된다. 눈으로 들어오는 빛이 신경계의 균형에 중요한 역할을 한다는 증거는 점점 확실해지고 있다. 낮에 백열등이나 형광등을 사용하고, 자외선을 흡수하는 창문, 차의 차단막, 안경 렌즈를 통해 보면 자연의 완전한 스펙트럼 빛을 흡수하지 못하고 자외선이 부족하게 된다. 이렇게 되면 신경계가 영향을 받고 눈을 포함한 인체 각 기관이 균형을 잃게 된다.

《Light, Radiation and You》의 저자 존 오트John Ott는 완전한 스펙트럼 빛이 동공을 가장 축소시킨다고 했다. 반면 자외선을 흡수하는 장치가 동공을 덜 축소시킨다고 말한다. 수년 전 내 동료 레이먼드 고틀리브Raymond Gottlieb 박사와 나는 확대된 동공이 녹내장에 걸릴 위험성을 높인다고 가정했다. 실제로 녹내장 환자에게는 동공을 축소시키는 약이 주로 처방된다. 동공이 커질수록 눈 뒤쪽의 압력이 증가할 가능성이 높아진다. 햇빛은 자연스럽게 약과 같은 효과를 나타낼 수 있다. 폐쇄각 녹내장이 있는 내 환자 중의 몇 명은 안과의사와 상의해서 시력을 향상시켜 약을 줄였다. 약을 줄이기 전에는 반드시 안과의사와 상의해야 한다.

나는 하루 중 약 20분 동안 고개를 들고 눈을 감은 채로 햇빛을 쪼이라고 제안한다. 얼굴에 쏟아지는 햇빛의 따뜻함을 느껴보라. 따뜻한 에너지가 눈꺼풀을 뚫고 홍채를 통해 온몸으로 들어온다고 상상해보라. 빛이 눈으로 들어올 때는 눈을 깜빡여서 동공을 작게 하라. 눈을 깜빡인 후 동공이 점점 커지는 것을 마음속으로 그려보라.

호흡을 깊게 하고 눈을 깜빡이며 턱을 오른쪽 어깨에서 왼쪽 어깨로 움직이기 시작하라. 햇빛이 너무 강하다면 눈을 감고 있는 시간을 늘려 눈이 너무 부시지 않도록 하라. 햇빛 아래서 유독 한쪽 눈만 더 많이 깜빡거린다면 눈의 조화가 부족하다는 것을 나타낸다. 이와 관련된 운동은 PART 4에서 좀 더 자세히 설명할 것이다.

스키를 타거나 직업적으로 선글라스를 껴야 한다면 폴라로이드polaroid, 뉴트럴 그레이 틴트neutral gray tint, 레이벤 G15 틴트Rayban G15 tint 등을 사용하라. 눈은 유해한 자외선을 차단하는 비싼 렌즈를 써서라도 지켜야 할 가치가 있다. 만약 인공 조명 아래서 계속 생활해야 한다면 풀 스펙트럼 형광등이나 일광의 청색이 교정된 풀 스펙트럼 백열등을 사용하라.

수정체와 섬모체근

수정체는 동공을 통해 들어온 빛을 망막에 집중시켜 상象을 형성하는 투명하고 볼록한 구조물이다. 섬모체근은 수정체의 모양을 변화시켜 눈의 초점을 조절한다. 이 '초점을 맞추는' 근육은 불수의근으로 생각되는데, 이는 우리 마음대로 조절할 수 없는 근육을 의미한다. 이것은 무리하게 초점을 맞춰야 할 상황에서 경련이 일어난 섬모체근이 느리게 움직여 결과적으로 흐리게 보이게 되는 원인이 된다. 당신은 초점을 맞추는 시간이 평소보다 좀 오래 걸리는 경험을 한 적이 있을 것이다.

섬모체근의 자극은 수정체의 초점을 맞추는 능력에 더 많은 힘을 줘서 독서, 바느질, 뜨개질, 컴퓨터 작업 등을 할 때 가까운 거리의 더 미세한 부분에 초점을 맞출 수 있게 해줄 것이다.

초점 맞추는 능력을 키우는 방법

• 먼 물체를 오랫동안 보고 있다가 몇 분에 한 번씩 갑자기 가

까운 곳에 초점을 맞춘다.

- 엄지손톱을 눈에서 15cm 정도 떨어진 곳에 둔다. 엄지손톱에 초점을 맞추다 먼 곳을 쳐다보고 다시 엄지손톱에 초점을 맞춘다.
- 근거리 작업을 할 때 호흡을 규칙적으로 하는 것을 잊지 않는다.
- 운전할 때 다른 물체, 예를 들어 뒷거울, 계기판, 창문, 옆거울, 앞차의 번호판 등에 초점을 맞춘다.
- 전화할 때 수화기, 책상 위의 물체, 창밖, 볼펜 등 다양한 거리의 물체에 초점을 맞춘다.

눈을 움직이고 초점을 여러 군데로 이동시키는 것은 섬모체근을 유연하고 건강하게 유지시킬 것이다.

망막과 중심와

망막은 눈 뒤쪽을 덮고 있는, 빛을 느낄 수 있는 막이다. 망막에 도달한 빛 에너지는 화학 신호로 변환되어 시신경을 통해 뇌에 전달된다. 망막은 시야에서의 움직임을 감지하고 밤에 무엇을 볼 수 있게 해준다.

가장 정확한 시각은 중심와 부분의 좁은 영역에서 이루어진다. 빛이 중심와에 선명하게 초점을 맞출 때 1.0 시력을 갖게 된다.

좀 더 선명하게 보기 위해 노력하는 것은 눈을 긴장시킨다. 이를 피하기 위해서는 오랜 시간 동안 한 곳을 노려보는 것을 피해야 한다. 눈을 자유롭게 움직이도록 하라. 노려보는 것은 중심와에 과도한 자극을 주고 초점을 맞추는 근육의 경련을 일으켜서 망막 기능의 비효율을 유발, 시력을 떨어뜨린다. 그러므로 한 곳을 너무 오랫동안 집중해서 노려보지 말고 저절로 초점이 맞춰지듯이 바라봐야 한다.

해결 방법은 원주민들이 그들의 주위를 바라보는 방식으로 보는 것이다. 중심와가 새로운 자극을 지속적으로 받을 수 있게 눈을 움직이는 것이다. 눈을 깜빡이고 숨을 쉬는 것이다.

안구의 외부 근육

안구 주위에는 6개의 근육외안근이 있다. 눈은 상하좌우 내외 어느 방향이든 자유롭게 움직이고 근육은 눈의 공막눈의 흰 부분에 부착되어 있다. 이러한 근육의 운동 능력이 시력을 결정한다. 따라

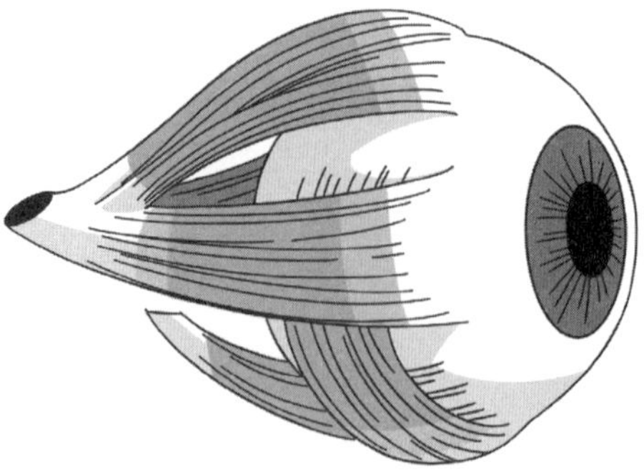

눈을 움직이는 근육(외안근)의 형태

서 시력을 유지하기 위해 워밍업하듯이 근육을 움직여 운동해야 한다.

땅에 발을 단단하게 디딘 상태로 서거나 편안하게 앉는다. 눈은 감아도 되고 떠도 된다. 깊은 호흡을 몇 번 하고 준비가 되면 숨을 들이마실 때 눈을 최대한 위로 보낸다. 숨을 잠깐 참고 있다가 이번엔 내쉬면서 눈을 아래쪽으로 이동시킨다. 세 번 호흡하면서 이 운동을 세 차례 반복한다.

다음으로 이번에는 눈을 오른쪽으로 보낸다. 오른쪽 위아래로 스트레칭근육을 잡아 늘이는 운동한 눈을 다시 왼쪽으로 보내서 왼쪽 위아래로 스트레칭한다. 눈에 긴장이 남아 있는 것처럼 느껴지면 호흡을 부드럽게 연장하고 스트레칭 강도를 조금 낮춘다.

이 과정 동안 손바닥이 따뜻해질 때까지 손을 비빈 후 손바닥으로 눈을 덮는다. 손가락들은 코 위에서 교차시켜 되도록 많은 그림자를 눈에 만들어준다. 호흡을 20~30회 세면서 눈을 1~2분간 덮는다. 이 운동은 눈뿐만 아니라 마음까지 고요하게 만들어주는 눈의 명상과 같은 것이다.

손을 뗄 때 색깔은 더 선명해지고 눈과 눈썹 근육의 놀라운 이완감을 느낄 수 있을 것이다. 시력이 변화되었는지 체크해보라.

또 다른 유용한 운동도 있다. 양쪽 눈을 가운데로 모아어른들은 이렇게 하면 사시가 된다고 하지만 그렇지 않다 콧날을 보는 것처럼 한다. 만약 코에 초점을 맞출 수 없다면 얼굴에서 몇 cm 떨어진 곳에 손을 두고 여기에 초점을 맞추도록 한다.

안쪽의 직근直筋은 눈을 가운데로 모으는 근육이다. 만약 이 직근의 협조가 잘 이루어지지 않는다면 초점을 맞추는 근육이 무리하게 작용하기 때문에 근육 경련이 일어나고 초점이 잘 맞지 않아 흐리게 보이게 된다. 눈을 가운데로 모으는 것과 초점을 맞추는 것에는 분명 밀접한 상관관계가 있다.

양쪽 눈이 가운데로 똑같이 모이는지 다른 사람에게 확인하도록 하라. 먼 곳으로 초점을 옮기면서 숨을 크게 내쉬어라. 어깨와 다른 몸 근육이 이완하는지 확인하라.

이 운동을 매일 10~20회 정도의 호흡으로 반복하라. 이 운동으로 안경을 벗어버릴 수도 있다. 콘택트렌즈를 끼고 있다면 빼고 해야 한다.

나아가서 눈의 구조를 공부하고 눈 주위의 구조물을 머릿속으로 그릴 수 있을 정도로 친숙하게 만들어라. 안구 근육을 스트레칭하거나 초점을 가깝고 먼 거리로 이동시키거나 다른 눈 운동을 할 때, 눈을 감고 호흡을 하고 자극받는 눈의 특정 부분을 머릿속에서 상상하라. 운동 부분을 상상하면 운동을 더 잘할 수 있을 뿐만 아니라 시력을 더 향상시킬 수 있다.

이런 운동을 하는 것은 그렇게 많은 시간을 필요로 하지 않는다. 그리고 눈은 시간을 투자할 만큼의 충분한 가치가 있다. 당신의 눈은 당신을 위해 봉사하고 있다. 눈을 사랑하고 눈을 운동시키는 것이 시력을 좋게 하는 길이다.

눈의 특정 부분을 위한 시력강화운동

해당 부분	시력강화운동
각막	3초에 한 번씩 눈 깜빡이기
홍채 근육/동공	풀 스펙트럼 조명 : 일광에 감은 눈 노출과 눈 깜빡이기
수정체/섬모체근	호흡, 원근 초점 이동
망막/중심와	오랫동안 노려보지 않기, 눈을 자주 움직이기
안구 근육	안구 근육 스트레칭
전체 눈/마음의 긴장 이완	손바닥으로 눈 마사지하기
전반적인 눈 건강	운동하는 동안 눈 구조를 마음속으로 그리기

자연스러운 바라보기와 인위적인 주시하기

자연 상태being와 인위 상태doing에 대해, 그리고 이러한 두 상태가 눈으로 보는 것과 어떤 관련이 있는지 생각할 때, 나는 영화 〈부시맨〉을 떠올린다.

남아프리카의 부시맨은 한가로이 자기 일을 하고 있다가즉 being의 상태에 있다가 어느 날 비행기에서 떨어진 코카콜라병을 발견하게 된다. 이 콜라병 하나로 인해 부시맨에게는 자연 상태에서 인위 상태로 옮겨지는 일련의 사건들이 일어난다.

콜라병을 발견하기 이전에는 평화로웠던 부시맨의 일상이 혼란과 난처함으로 넘치게 되고, 삶은 빠른 양상으로 움직이기 시작한다. 더군다나 부시맨 부족 사람들이 콜라병에 관심을 가지고 이것이 무엇인지를 알려고 노력하면서 그들의 사회관계 또한 변하기 시작한다.

콜라병이 발견되기 이전에 부시맨의 생활방식은 '자연스러운 것being'이었다. 유산소 운동, 명상, 바이오피드백, 요가 등과 같이 가장 이완된 상태는 신체적으로 정적인 상태를 만들어낸다. 이렇게 조용하고 부드러우며 침착한 상태는 주변을 자연스럽게 바라보는 것과 연관 있다. 자연스러운 상태에 있을 때는 생각이나 사고에 집중하지 않는다. 눈을 통해 주변의 세상과 연결되어 있을 뿐이다. 다시 말해서 자연스러운 상태being는 망막을 통하여 바라보는 것seeing이라고 할 수 있다. 즉 모든 것을 보지만 어느 하나 특정 대상에 집중하지는 않는 상태이다.

반면에 인위적인 것doing은 주시하는 것looking과 관련이 있다. 콜라병을 처음 접하는 부시맨은 여러 가지 의문점을 가지게 된다. 이게 대체 어디서 온 걸까? 신이 화가 난 증거는 아닐까?

콜라병은 부시맨 부족의 전통적인 사회관계에도 영향을 미쳤다. 그들은 콜라병 때문에 서로 싸우고 경쟁했다. 인위적인 상태doing가 된 것이다. 인위적인 것은 생각, 질문, 분석, 특정 대상을 관찰하는 것과 관련이 있다. 이런 식으로 움직인다는 것은 눈의 중심와를 통해 특정 대상을 주시하는 것으로 볼 수 있다.

현대 문화에서 텔레비전, 자동차, 바쁘게 돌아가는 도시, 학교 등교, 재정 압박, 바쁜 생활 등은 인위 상태를 부추기고 있다. 의학, 수학, 다른 분야의 과학 연구 또한 모두 인위적인 것을 필요로 한다.

주시looking, 즉 인위적인 것doing에 너무 많은 시간을 할애하면 눈은 망막의 초점을 더 많이 사용하게 된다. 다시 말하자면 그것은 눈에 과잉 집중을 부추긴다. 이러한 과잉 집중은 마음을 한 곳으로 집중하게 만들고 초점을 맞추는 섬모체근의 과잉 긴장을 유발한다. 이 상태에 이르면 시야 혼탁, 눈의 피로, 사물이 두 개로 보이는 증상 등이 나타날 수 있다.

현대 사회는 망막을 혹사시킨다. 바로 이것이 원래의 시력을 점차적으로 저하시키는 원인 중의 하나다. 생활에서 자연적인 것과 인위적인 것 사이에 불균형이 생기면 뇌에서도 불균형이 일어난다. 시력에 대한 접근은 당신이 자연적인 것과 인위적인 것 사이에서, 즉 바라보는 것과 주시하는 것 사이에서 불균형을 느끼는 바로 그 시기를 알아야 한다는 것을 전제로 한다.

책을 읽는 것을 예로 들어보자. 저녁식사를 마치고 완전히 이완된 상태로 가장 편한 의자에 앉아 있다. 조명도 적당하다. 약 30분 후에 책을 들었다. 시간이 가면서 눈과 책의 거리가 15~20cm로 가까워졌다. 목에 긴장을 느낀다. 균형을 이룬 자연 상태being와 인위 상태doing가 일을 하는 것으로 변했다. 무의식적으로 쳐다보는 것과 안구 근육으로 초점을 또렷하게 잡는 것은 뇌 에너지 흐름에 변이를 일으킨다. 책과 눈 사이의 줄어든 거리와 목의 긴장은 마음과 안구 근육이 긴장했다는 신체와 눈의 피드백 현상이다.

이러한 현상은 TV를 보거나 컴퓨터 작업을 할 때도 일어날 수 있다. 다리가 피로하거나 긴장되는지를 살펴보자. 의자에 앉아 있을 경우 다리를 꼬지 않았는가? 눈을 찡그리거나 가늘게 뜬 채 보고 있지는 않은가? 일을 하고 나서 눈이 무겁거나 아프지 않은가?

자연적인 것에서 인위적인 것으로 행동이 변할 때 이것을 알려주는 고전적인 지표는 주시, 옅은 호흡, 눈 부릅뜨기 같은 것이다. 정기적으로 자신의 자세, 호흡, 작업 거리, 눈 깜빡임 등을 점검해보기 바란다.

어떤 식으로 보는가?

균형 잡힌 자연being과 인위doing의 개념은 자신의 시각 스타일 즉, 사물을 어떤 식으로 보는가와 관련이 있다. 사람들은 생활의 어떤 상황을 보는 나름대로의 방식이 있다.

다음 사항들은 당신이 사물을 어떤 식으로 보는가를 알 수 있게 해준다. 당신은 '바라보는' 스타일인가? 아니면 '주시하는' 스타일인가? 당신에게 해당되는 것에 표시를 해보라.

자연 상태(being)에서 바라보는(seeing) 시각 스타일

- 수학적 처리보다는 읽는 것을 더 잘한다. ( )
- 책을 읽거나 글을 쓸 때 문맥을 놓치는 경우가 많다. ( )
- 말을 하거나 생각을 할 때 세밀하지 못하다. ( )
- 섬세한 일을 할 때 집중하지 못하고, 마음이 급해 서두르기는 하지만 정확하지는 않다. ( )
- 마음이 붕 떠서 백일몽에 빠지거나 멍할 때가 있다. ( )
- 일반적인 것에서 시작해서 특별한 일을 하는 경향이 있다. ( )
- 아침보다 저녁에 운전하는 것이 더 힘들다. ( )
- 섬세한 작업에 지속적으로 집중하기 어렵다. ( )
- 근거리 작업을 오래 하는 것이 어렵고 금방 졸음이 밀려온다. ( )
- 강의처럼 장시간 지속되는 일에 집중하기 어렵다. ( )
- 귀가할 때 과민해져서 쉽게 피로해진다. ( )

인위 상태(doing)에서 주시하는(looking) 시각 스타일

- 전체적인 그림이나 행동의 결과를 늘 의식하는 것은 아니다. ( )
- 프로젝트나 세밀한 업무에 사로잡히는 경향이 있다. ( )

• 폭넓은 이해를 필요로 하는 일은 느리기는 하지만 정확하게 처리하는 경향이 있다. ( )

• 하나의 일이나 생각에 사로잡혀 다른 것에 신경을 쓰기가 어렵다. ( )

• 다른 일을 하기 전에 지금 하고 있는 일부터 마쳐야 한다고 느낀다. ( )

• 사람들이 붐비는 곳에 가는 것이 불편하다. ( )

• 모호함모순된 상황 포함을 싫어한다. ( )

• 주변 사람들로부터 너무 논리적이고 분석적이라는 평을 듣는다. ( )

• 한 대상에 대하여 철저히 알아야 한다는 인상을 풍긴다. ( )

• 당면한 일 외의 것은 주의 깊게 보지 않는 경향이 있다. ( )

이 두 가지 범주에서 자신에게 해당되는 것이 얼마나 되는지 각각 수를 세어보라. 두 가지 방식의 수가 같게 나오면 적절한 것이다. 그렇지 않다면 어떤 행동을 더하거나 빼야 한다. 생활 환경에서 어떤 바람직하거나 바람직하지 못한 행동들이 관여되었는지 알아야 한다.

예를 들어 어떤 프로젝트에 뛰어들지만 부주의한 실수를 저지르고 있다면 당신은 집중적인 사람이 아니다. 즉, 인위적 유형이 아니라는 말이다. 그렇다면 그러한 상황에서 어떻게 해야 일을 기분 좋게 잘해낼 수 있을까?

바라보는 것과 주시하는 것 사이의 균형을 찾아주는 시력강화 운동을 해야 한다. 여기에는 멀리/가까이 보기, 호흡하기, 눈 교차하여 움직이기, 손바닥으로 눈 마사지하기 등이 있다.

균형 잡힌 자연being/인위doing와 바라보기seeing/주시하기looking 개념을 보다 자세히 알려면 뇌에 대한 이해가 필요하다. 뇌는 두 개의 반구로 이루어져 있다. 대부분의 사람들에게 좌뇌는 수학, 언어, 분석, 선형 논리, 리듬적인 기능을 수행한다. 우뇌는 창조, 예술, 음악, 감정 기능을 수행한다.

사람들은 좌뇌와 우뇌를 용도에 따라 번갈아 모두 사용한다. 좌뇌와 우뇌 두 반구의 특징을 좀 더 구체적으로 살펴보면 다음 표와 같다.

시력의 관점에서 볼 때 중심와의 주시looking가 좌뇌의 인위doing를 촉발한다고 할 수 있다. 주시 또는 인위의 상태에서 사람들은 더 시간 지향적이고 논리적이며 언어적인 경향을 가진다. 또한 사고에 있어서도 더 선형적인 경향을 띤다. 다시 말해서 일련의 사고에 집중한다는 것이다.

좌뇌와 우뇌 활동 비교

좌뇌	우뇌
선형적	공간적
질서적	무작위
객관적	주관적
분석적	직관적
수학적	예술적
언어적	감정적(느낌)
논리적	감각적
시간적	공간적
세부적	전체적
물리적	창조적
차별적	비차별적

환자들의 얼굴을 찍은 영상을 보면 환자들이 주시할 때 안구 근육과 얼굴 주위에 긴장이 서리는 것을 어렵지 않게 목격할 수 있다. 따라서 자신의 호흡이 옅어지고 무언가를 응시하며 안구 근육, 목, 어깨 등이 긴장될 때를 알게 됨으로써 자연에서 인위로 넘어가는 전이현상을 알 수 있을 것이다.

더 이상 집중할 수 없거나 멍한 느낌이 든다는 것은 몸이 균형을 맞추기 위해 자연 상태로 들어가기를 원하는 것이다. 이것은

'분석적'보다는 '직관적'인 것과 비슷하다. 미술, 음악, 춤, 스포츠와 같은 활동은 자연 상태를 자극한다. 즉 자연 상태being에서 바라보는seeing 것이다.

우리가 좌뇌 방식에서 우뇌 과정 즉, 자연스럽게 바라보는 활동을 억제하게 되면 위험이 따른다. 우뇌 활동은 재미있고 밝고 종종 레크리에이션적이다. 반면 분석적이고 계산적인 좌뇌 상태가 된다는 것은 악기 연주, 댄싱, 스포츠, 사진 찍기로 인해 발생하는 즐거움과 편안함이 사라진다는 말이다.

우리가 좌뇌 방식에서 행동을 취할 때 위험이 따른다. 이런 경우 눈은 망막에 무리를 주는 경향이 있기 때문이다. 바로 이것이 우리가 가진 본래의 시력을 저하시키는 요인이다. 우리가 향유하는 문화에서 경쟁적인 성질의 것들, 이를테면 단체 스포츠, 학교에서 좋은 성적 받기, 비즈니스 세계, 최신 유행 좇기 등은 자연적인 활동 중에도 불구하고 더욱더 인위적인 것을 획책하는 경향을 가진다.

따라서 인위적인 상태에 있다면 무엇을 하든지 간에 옅은 호흡, 응시 상태, 눈의 긴장 상태 등을 체크하라. 멀리/가까이 보기와 눈을 자유롭게 움직여주는 것을 통해 자연 상태를 다시 유지할 수 있다.

시력을 향상시키려면 뇌와 눈이 바람직한 관계를 유지하도록 만들어야 한다. 인위 상태doing 동안에도 잠시 자연 상태being를 만들고, 주시looking하는 동안에 바라봄seeing으로써 상당한 시력 안정을 도모할 수 있다.

PART 1에서 언급한 시력보완렌즈는 이 균형을 달성할 수 있도록 도와준다. 시력보완렌즈를 사용하면 뇌 반구에 대한 통제를 바꿀 수 있다. 1.0 렌즈는 좌뇌 활동과 인위 상태를 심화시킨다. 1.0 안경을 쓰면 자신도 모르는 사이에 더 얘기하고 싶고, 설명하고 싶어진다. 반면에 시력보완렌즈는 당신을 세상과 공존할 수 있도록 도와주고, 덜 생각하고 세상을 바라보도록seeing 도와준다.

PART 4에서 소개하는 호흡하기, 눈 깜빡이기, 멀리/가까이 보기, 눈 교차하기, 손바닥으로 눈 마사지하기, 풀 스펙트럼 조명 사용하기 등은 인위 상태 동안 자연 상태를 회복하도록 도와주는 시력강화운동이다.

눈을 위한 영양과 운동

시력은 눈에 공급되는 영양과 혈액을 순환시키는 근육과 각 기관의 효율적인 상호작용에 의해 유지된다. 최대한 건강한 눈을 만들기 위해서는 시력을 개선하는 음식을 먹어야 하고, 근육의 혈류와 영양 분포가 최적화되도록 조절해야 한다.

영양, 운동과 같은 복잡한 주제를 좀 더 쉽게 이해하기 위해 다시 한번 부시맨을 떠올려보자. 우리가 부시맨 생활로 되돌아가야 한다고 주장하는 것은 아니지만 그가 몸을 보살피는 방법의 가치를 깨달을 필요는 있다. 부시맨 생활을 눈여겨봄으로써 어째서 그들 대부분이 좋은 시력을 가졌는지 알게 될 것이다.

자, 그럼 부시맨의 하루를 생각해보자. 그는 오두막에서 일어나 불을 지피고 2km를 걸어 가족이 마실 신선한 물을 떠온다. 가는 동안에는 뛰고, 오는 동안에는 머리나 어깨에 물을 이고 온다.

음식을 마련하기 위해 햇빛 아래서 눈과 근육을 사용해서 사냥을 한다. 과일, 고기, 채소, 콩, 곡식 등 음식 섭취도 단순하다. 다른 가족과 함께 음식을 준비하고 맛을 음미하면서 충분한 시간에 걸쳐 식사를 한다. 유산소 운동과 건강 음식의 자연스러운 조화가 이루어지는 생활이다.

한편 부시맨의 생활방식과 정반대인 도시 생활은 어떠한가? 해가 채 뜨지 않은 새벽, 시계 알람 소리에 잠을 깨서 손가락 근육만을 이용해 불을 켠다. 커피 머신으로 내린 커피를 마시고 전기 면도기로 면도를 하거나 면도 크림을 사용하면서 화학약품 냄새를 맡는다. 옷을 입고 설탕이나 소금이 든 시리얼을 우유에 넣어 일어선 채로 아침 식사를 대충 때울 것이다. 차고나 지하철역, 버스 정류장까지 걸어가는 것이 유일한 운동이다.

이렇듯 현대인의 생활은 시력이 왜 나빠질 수밖에 없는지, 개선하려면 어떻게 해야 하는지를 알려준다.

나는 영양과 운동이 시력에 미치는 영향을 연구하기 위해 나 자신은 물론 동료들을 대상으로 많은 실험을 했다. 이러한 실험을 통해 나는 음식과 유산소 운동을 기초로 해서 바라보는 것seeing과 주시하는 것looking의 조화를 스스로 점검해야 한다는 결론을 얻었다.

우리 연구에 참여한 한 피실험자는 실험기간 동안의 경험을 다음과 같이 이야기했다. 모든 참가자들은 고기, 술, 설탕, 유제품, 가공식품을 먹지 않고 콩과 곡물을 주로 먹었다.

> 에릭은 프로그램을 성실히 이행하고 있었다. 8일간 안경을 쓰지 않았고 커피와 설탕을 먹지 않았다. 그 결과 시력의 수준이 30% 향상되었다. 어느 날 밤 그와 아내는 외식을 하러 갔고 에릭은 커피 한잔과 치즈 케이크에 굴복하고 말았다. 30분 만에 에릭의 시력은 급격하게 나빠져 결국은 아내의 팔을 잡고 부축을 받아 간신히 레스토랑을 나올 수 있었다.

여러 문헌과 전 세계의 연구자들이 개인적으로 준 정보를 볼 때 섬모체근은 혈당의 변동에 민감한 듯 보인다. 내 환자 중에 안경을 피하고 시력강화운동을 하는 14세 소녀 펫의 선천적인 시력은 0.7 정도였다. 하지만 탄산음료를 마시고 15분이 지난 후 그녀의 시력은 0.5까지 떨어졌다. 다른 참가자도 같은 증상을 경험했다.

> "나는 1주일 넘게 쌀, 채소, 소량의 생선과 닭고기, 신선한 과일, 요구르트, 빵만을 먹었다. 나는 매일 직장에 걸어다녔고 시력보완렌즈(약 0.8)로 물체를 좀 더 뚜렷하게 볼 수 있게 되었다. 하지

만 스크램블드에그와 롤케이크를 먹고 20분 정도 지난 후 내 시력은 0.7까지 떨어졌다. 이 경험은 먹는 것이 보는 것에 얼마나 많은 영향을 미치는지 깨닫게 해주었다."

이런 보고들은 매우 흔하다. 민감한 사람들이 특정 음식을 섭취하면 눈의 기능을 통해 증상이 나타나는 알레르기 반응을 유발하는 것 같다. 설탕과 지방이 많은 음식은 눈에 뚜렷한 화학 변화를 유발하는 것으로 보인다.

음식은 다른 기관에 영향을 미치고, 그 결과 눈에 영향을 미친다. 심장, 폐, 간, 신장이 음식을 처리하느라 과도한 일을 하게 되면 눈이 그 영향을 받는 것이다. 예를 들어 간은 영양소가 인체 각 부분에 전달되기 전에 혈액을 정화하는데 지방이 많은 음식을 먹으면 간은 과도하게 일을 하게 되고, 결과적으로 남은 찌꺼기가 혈액을 통해 눈에 도달할 수 있다. 결국 혈관과 눈은 인체 내 쓰레기 매립지 같은 역할을 하게 된다. 때문에 눈은 혈액이 맑고 깨끗하게 유지될 때 비로소 건강할 수 있다.

운동, 특히 유산소 운동은 심장이 혈액을 순환시키는 능력을 높여준다. 결과적으로 눈의 혈액도 풍부해지고 신경계의 신호전달도 신속하고 정확해진다.

수년간 나는 유산소 운동과 시력 사이의 상관관계에 대한 많은 보고를 보았다. 장거리 육상 선수들 중에는 안경 없이도 선명하게 볼 수 있는 사람들이 많으며, 학생들도 유산소 운동량에 따라 시력이 결정되는 경우가 많다. 눈을 많이 사용하는 직업을 가진 사람들도 점심시간에 조금이라도 운동을 한 경우 그렇지 않은 때보다 눈의 피로를 덜 느낀다고 한다.

시력강화운동 프로그램을 마친 한 테니스 선수는 다음과 같이 말했다.

> "운동은 나에게 있어 내 몸이 차지하는 공간과 호흡의 확장이다. 몸과 안구 근육들은 공간으로 신장되고 내가 볼 수 있는 능력 또한 그렇다. 운동하는 동안 나는 눈을 상하좌우로 움직이고 초점을 원근으로 조절한다.
>
> 가능하면 나는 렌즈 없이 운동하려 했다. 많은 경우 시력강화운동 프로그램을 이용해서 빨리 움직이는 공을 더 잘 볼 수 있었고, 경기에서도 많이 이겼다.
>
> 나는 몸을 좌우로 흔들고 고개를 숙이고 목을 돌리는 준비운동으로 근육이 이완되고 유연해지는 것을 느낄 수 있었다. 호흡을 고르게 하고 눈을 신장시키는 것도 내 준비운동이다. 격렬한 운동 후에는 호흡을 50회 하는 동안 손바닥으로 눈을 마사지하고 건강한 피를 공급받은 눈 부분을 마음속으로 그린다."

앞에서 우리는 자연의 식사와 운동을 하는 부시맨의 생활 방식을 살펴보았다. 당신의 생활은 어떤가? 과거 당신은 너무나 바빴기 때문에 짬을 내서 운동하는 것이 쉽지 않았을 것이다. 그러나 음식을 선택하는 데 주의를 기울이는 것과 운동할 시간을 마련하는 것이 시력에 있어서 상당히 중요하다는 사실을 명심하기 바란다.

무엇을 먹어야 하는가?

이것은 매우 복잡한 질문이다. 되도록 간단한 공식을 알려주고 싶지만 그런 것은 없다. 다만 내 개인적인 실험과 경험을 나누는 것이 가장 효율적인 길인 듯싶다.

수년간 나는 질병을 예방하고 시력을 향상시키는 영양 식이요법에 대해 연구해왔다. 다음은 내 개인적인 생각에 많은 이론과 실험 결과들을 종합한 것이다. 그러나 먼저 이를 유연하게 받아들이기 위해 두 가지 예를 말해야겠다.

일본의 한 생물학 선생님이 나에게 이러한 얘기를 했다.

"만약 이따금 맥주를 마시지 못하거나 고기를 먹지 못한다면 몸은 병들 것이다."

또 자연요법으로 암을 물리친 한 환자는 이렇게 말했다.

"나는 내 몸이 원하는 것을 먹었다. 내가 아이스크림을 먹고 싶을 때 나는 내 몸이 아이스크림을 진정으로 원하고 즐긴다는 것을 안다."

그럼 음식에 관한 내 철학은 무엇인가? 나는 중용이라고 생각한다. 나는 몸에 좋은 특이한 음식을 찾아다니는 것보다는 여러 가지를 골고루 편중되지 않게 섭취하는 것이 중요하다고 생각한다. 간단한 식사를 준비하는 것도 예술 작품을 만드는 것과 같다. 나에게 먹는 것은 즐거움이고 음식은 신성하다. 내 몸이 잘 조율되어 있다면 내가 먹고 싶은 음식이야말로 내 몸이 진정으로 원하는 음식이라고 생각한다. 물론 내가 원하는 것이 영양학적으로 해로운 것은 아닌지 점검하는 일은 필요하다.

음식에 대한 새로운 믿음 체계를 만드는 것은 가급적 피해야 한다. 예를 들어, 유제품의 과다 섭취가 수정체를 변화시켜 백내장수정체의 혼탁을 야기한다는 보고를 읽은 적이 있다. 이 보고에 근거해서 환자들에게 유제품을 피하라고 말하는 것은 어려운 일이다. 당과 단순 탄수화물의 과다 섭취가 섬모체근에 나쁘다고 해서 내가 이것을 포기하라고 하겠는가? 나는 당신들 스스로 실험해보기를 바란다. 소량의 당과 유제품은 나에게 아무런 해가 없었다. 당신도 시력을 해치지 않는 양을 스스로 실험해보고 알고 있어야 한다.

이것을 마음에 기억한 상태에서 또 하나의 법칙을 제시한다. 곡식쌀, 수수, 메밀 등과 콩은 나의 주식이다. 나는 콩을 발효시켜 사용한다. 여기에 해조류를 더하고 두부나 템페콩을 발효시켜 만든 인도네시아 음식 같은 콩류로 만든 제품도 일주일에 두 번은 먹는다. 닭과 신선한 생선은 일주일에 한 번, 찌거나 튀긴 채소당근 같은 뿌리를 포함하는와 함께 먹는다. 신선한 생강, 마늘, 고춧가루, 다른 양념 허브들을 소량 사용하고 알팔파alfalfa와 같은 신선한 새싹으로 만든 샐러드도 먹는다.

수분은 허브 차, 채소 음료수, 신선한 녹즙으로 섭취하고 빵, 콩 마가린 등도 특별식으로 먹는다. 아침에는 콩이나 쌀, 우유와 혼합 곡물 시리얼을 먹는다. 일주일에 한두 번은 달걀 반숙이나 찜, 통밀 토스트를 먹는다. 외식할 때는 가끔 맥주도 마시고 신선한 생선을 먹고, 때때로 디저트로 단 케이크도 먹는다. 내 시력이 떨어진 것 같을 때에는 비타민 A, B, C와 아연이 든 비타민 무기질 혼합 건강보조식품을 먹는다.

시력보완렌즈와 눈의 바이오피드백을 사용하면 어떤 음식이 어떤 영향을 주는지 점검해볼 수 있을 것이다. 이러한 것이 시력을 저하시키는 것 이상이라는 사실을 기억하자. 두 눈의 조화가 깨지고, 바라보는 것seeing과 주시하는 것looking의 균형도 흐트러진다. 그러나 인내심을 가지고 시간을 들여 노력한다면 눈과 몸이 원하는 식사를 알 수 있다.

눈과 영양소의 관계

해당 부분	영양소
공막(안구의 흰 부분)	칼슘
결막(공막을 싸고 있는 막)	비타민 B_2, B_{12}, 엽산
각막	비타민 A
수정체	비타민 C, E, B_2
섬모체근	크롬
망막	비타민 A, 아연, 기타 미네랄
황반(중심와 주위)	비타민 B 복합체

얼마나 운동해야 하는가?

심박수가 1분에 125~145회가 되도록 운동하라는 것이 첫 번째 법칙이다. 중용도 중요하다. 약간 땀이 나는 것이 만족스럽기는 하겠지만 가슴이 두근거리고 숨을 헐떡거릴 정도로 격렬하지 않아야 한다.

운동을 하면서 자연being과 인위doing의 균형을 직접 느껴보라. 시야가 넓어지고 색깔도 선명해질 것이다. 앞을 가로막고 있는 장벽도 없을 것이고, 몸이 세상을 향해 활짝 열려 뻗어 나가는 것을 느낄 수 있을 것이다.

생활 방식의 변화가 어떤 영향을 미치는지 실험하고 발견하라. 좋은 영양과 건강한 운동으로 몸을 돌보면 시력도 더욱 좋아질 것이다.

PART 3

마음과 전뇌 활성을 통한 시력 강화

마음과 눈의 관계

마음의 상태가 시력에 영향을 미치는가? 이 질문에 답하기 위해서는 눈에 대한 전통적인 관점을 초월해야 한다. 처음에는 황당하게 느껴지겠지만 마음을 열고 헬렌 켈러의 통찰을 살펴보자.

> "세상에서 가장 아름다운 것은 눈에 보이지 않고 손으로 만질 수도 없고 오직 마음으로만 느낄 수 있는 것이다."

만일 눈이 불편하다면 당신은 안과의사를 찾아갈 것이다. 그러면 안과의사는 시력이 나쁘다, 초점이 안 맞는다, 안압이 높다 등의 얘기를 하고 시야 혼탁, 마비성 사시, 백내장, 녹내장, 근시, 홍채염 등으로 진단할 것이다.

당신의 부모님이나 다른 가족은 가족력, 유전 때문에 그런 병이 있다고 말하고, 당신 스스로도 눈이 나쁜 것이 그런 이유 때문이라고 믿어버린다. 대부분의 경우 안과의사를 만나는 것은 도수가 더 높은 안경 처방, 수술, 투약 등을 필요로 하는 것이므로 좋지 않은 일이다. 눈이 나쁘다는 믿음은 이제 뿌리 깊이 박힌다. 그러나 이런 부정적인 생각이 시력을 더 망칠 수 있다.

다시 한번 원주민을 생각해보자. 정글에는 안과의사도 검안사도 없다. 원주민은 눈이 아프거나 충혈되거나 시야가 흐릿하거나 손상된 증상을 경험하면, 전통 의사나 주술사에게 가서 전통 치료법이나 신의 뜻을 물어볼 것이다.

주술사는 환자가 병의 원인을 알 수 있게 도와주는 선생님과 같다. 예를 들어 눈이 붓고 충혈된 것은 마음속에 분노, 화火가 있는 것이다. 이를 해소하기 위해 의식을 열기도 하고 식물, 동물, 광물로 만든 탕약을 주기도 한다. 이 치료 과정은 환자가 직접 참여하는 과정이며, 눈과 신체를 단순히 치료하는 것 이상의 의미를 갖는 것이다.

이 전통적인 치료가 어리석게 보일 수도 있으나 눈에 일어나는 증상이 실은 마음의 변화를 반영한다는 암시로 생각할 수도 있다. 눈의 증상은 부모님, 형제, 자매, 선생님, 그 밖에 다른 사람들의 영향을 받지만 생각, 믿음, 두려움, 분노의 조합으로 인해 나타난다. 이것이 유전적으로 가까운 사람들도 모두 다른 눈을 가지게 되는 이유다. 시야 혼탁, 눈 긴장, 통증 등의 증상이 나타나 오늘날의 안과의사를 찾는다면 그는 눈을 검사하고 다양한 조치를 취할 것이다. 몇 가지 표준과 비교해서 당신의 상태가 그러한 표준에 맞는지 안 맞는지 알려줄 것이다. 만일 맞지 않는다면 몇 가지 치료를 권할 것이다. 이것은 아프리카의 의식과는 근본적으로 다른 안경, 콘택트렌즈, 수술, 투약과 같은 것이다.

그러나 예방을 중시하는 안과의사나 기능을 중시하는 검안사는 이와는 다른 치료를 한다. 이들은 주술사와 마찬가지로 눈을 마음의 창으로 여기고 눈이 과거와 현재의 내적 지각에 관한 것을 나타낸다고 생각한다. 이 치료는 서양 의학과 전통 의학의 이상적인 조합으로, 시력보완렌즈 처방 기술을 사용하고 마음의 눈으로 느끼는 것을 검사 및 교정하는 것이다.

이 이론을 좀 더 분명히 보여주는 두 가지 예가 있다.

41세인 애니는 도시 생활이 너무 지겨워서 도시를 떠나 오리건주 중심에 위치한 숲에 작은 오두막을 짓고 살고 있었다. 세상으로부터 도망쳐 숲에 살면서 애니는 세상 속에서의 자신에 대해 잊고 살 수 있었다.

그녀가 자신의 병에 대해 얘기할 때 나는 놀라지 않았다. 애니는 당뇨 환자였고 수년간 혈당을 잘 조절해왔다. 그녀의 눈은 망막의 중심와 부분이 박리되어 시야가 좁아진 상태였다. 그녀는 마음의 눈을 닫고 세상으로부터 도피했다. 삶을 직시하고 삶에 참여하고자 하는 의욕을 버린 것이다.

나는 그녀를 치료하기 시작했고, 그녀는 곧 수술을 받았다. 새로운 깨달음은 삶에 대한 그녀의 시각을 변화시켰고, 나는 마음의 눈과 육체의 눈이 조화롭게 볼 수 있도록 다시 훈련시켰다.

나는 애니의 시력이 많이 좋아질 것이라고는 기대하지 않았다. 그러나 그녀는 머지않아 시력을 잃게 될 것이라는 절망에서 벗어나 다시 도시로 돌아가 계속 일할 수 있을 것이라는 희망을 갖게 되었다. 그녀의 시력은 좋아졌고 눈 상태도 안정되었다.

이 이야기는 마음의 눈이 육체의 눈에 영향을 미친다는 가정의 극단적인 예다. 요점은 부정적인 생각이 건강이 호전될 기회를 줄인다는 것이다. 애니는 나와 상담한 후 근시안과 망막 박리가 자기 자신에 대해 새로운 것을 알 수 있는 기회가 되었다는 사실을 깨달았다. 영상자료를 통해 전에 그녀가 생각했던 방식을 보니 그녀의 시력이 왜 그렇게 나빠졌는지 쉽게 알 수 있었다.

마치 아프리카 사람들처럼 애니는 자신이 처한 상황을 신의 선물인 눈을 더 건강하게 만들기 위해 자신이 할 수 있는 일들을 알 수 있는 기회로 삼았다. 그리고 병의 악화를 막기 위해 수술을 받았다. 물론 수술이 그녀의 시력을 개선하고 긍정적인 태도를 유발했다고 할 수도 있겠지만 나는 시력강화운동 프로그램이 수술과 자연치료를 도왔다고 믿는다.

31세인 에이브는 16세 때 안과의사로부터 30대 중반이 되면 안경을 써야 한다는 진단을 받았다. 그는 30대 초반에 직업을 바꿔 컴퓨터 프로그래머가 되었는데 시야가 흐려지게 된 것이 이때부터라고 한다. 검안사는 근시로 진단하고 높은 도수의 안경을 처방했다. 다음 해 그는 두 번이나 더 도수가 높은 새로운 처방을 받았고 세 번째 안경을 쓰고 나에게 찾아왔다.

상담 과정에서 나는 직업을 바꿀 때 그에게 일어난 일을 물었다. 그는 첫 번째 안경을 쓰기 18개월 전 이혼했다고 고백했고, 미래에 대한 두려움과 재정적 압박을 토로했다. 그는 직업과 인간관계 모두 실패할 것에 대해 괴로워하고 있었다. 컴퓨터 작업, 안과의사가 30대 중반에는 안경을 써야 한다고 진단했던 것, 미래에 대한 두려움 모두 시력의 저하를 촉진한 것이다.

나는 먼저 에이브가 그의 삶에 대해 얘기하는 방식을 바꾸도록 도왔다. 그는 "할 수 없다"와 "모르겠다"라는 말을 반복했는데, "알고 있다"라고 바꿔 말하도록 유도하면서 미래를 직시하게끔 한 것이다. 예를 들어 내가 그에게 "어떤 일을 하고 싶나요?" 또는

"어떤 배우자를 원하나요?"라고 물으면 그의 부정적인 마음은 시각을 흐리게 만들어 "모른다"라고 대답하게 만들었다. "모른다"라고 말하는 한, 그의 마음의 눈은 아무것도 보지 못한다. 몇 번의 상담 후 그는 위와 같은 질문에 "하이테크 회사에서 일하고 싶고 전원생활을 좋아하는 커리어우먼과 결혼하고 싶다."고 대답했다.

이러한 대답은 에이브가 마음의 눈을 선명하게 만들도록 도와주었다. 그는 친구들에게 자신이 부정적으로 또는 모호하게 얘기할 때 지적해달라고 부탁했다. 그리고 시력보완렌즈를 사용하고 자연(being)과 인위(doing)의 균형을 찾기 위해 매일 규칙적으로 운동했다.

에이브는 곧 운전할 때를 제외한 다른 생활에서는 교정 렌즈를 필요로 하지 않게 되었고, 일과 사랑 모두에서 만족할 만한 성공을 거두었다.

각각의 눈 질환은 마음의 눈의 상태도 알려준다. 각각의 질환은 새로운 교훈을 깨닫게 해주는 기회이며, 다음의 표는 그 안내서이다. 운동하고 운전하고 걷고 줄을 서고 잘 준비를 하는 동안 눈의 모든 부분이 건강하다고 생각하라. 당신이 희망하는 것을 확언하기 위해 "나는 …이다."라는 말을 사용하라. 예를 들어 "나는 눈을 통해 숨쉬고 마음으로부터 볼 수 있기 때문에 진실을 본다."라는 식으로 얘기하는 것이다. 희망하는 바가 좋은 시력이든, 새로운 일이든, 멋진 휴가든지 간에 꿈을 꾸고 비전을 가져라. 마음의 눈이 선택한 방향으로 마음의 눈과 육체의 눈이 협조하도록 노력하라.

다양한 눈 질환과 마음의 눈과의 관계

눈 질환	마음의 눈	교훈
근시	미래를 보는 것에 대한 두려움. 자기를 안으로 가둬 밖에서 일어나는 일을 보기가 두려움.	꿈을 향해 나아가고 외향적으로 자신의 공간을 넓히기 위해 노력하라. 능력을 직시하라.
원시	현재를 보는 것에 대한 두려움. 미래를 봐야 한다. 자기와 다른 이에 대한 불만. 세상과의 관계를 끊고 혼자 있길 원함.	직업과 인간관계의 변화가 중요함. 현재의 자신과 연결함.
난시	자신의 존재를 비틀어 본다. 삶의 일부나 일련의 사건에 대한 근시. 어떤 시각에 대한 두려움과 제한.	한 분야에서 미래를 개방함. 특정 시각에서 가능한 것만 믿는 것으로부터 벗어나 자신을 확장함.
녹내장	폭발할 것 같은 내부 압력을 받는 느낌. 지나치게 안에만 구속되어 있음.	밖으로 나가서 자유롭게 세상의 흐름에 몸을 맡길 것.
황반 퇴화	삶의 중심을 상실. 삶의 요점을 모르고 몽롱한 상태에 빠져듦.	삶의 초점에 연결하라.
망막 박리	사랑받지 못하고 분리된 느낌. 외부와의 관계 상실. 지금 당장 보는 것 외에 보지 못함.	다른 사람, 특별한 한 사람 외의 사람들과 연결.

눈 질환	마음의 눈	교훈
백내장	삶의 장애물이나 먹구름. 인생에서 봐야 할 것을 피한다.	당면한 문제를 직시. 중요한 것을 보지 못하게 막는 것을 제거.
약시	보이는 것을 받아들이고 표현하는 데 게으름. 에너지를 쓰지 못하고 진실을 피하고 받아들이지 못함.	균형을 위해 노력. 인생에서 배울 수 있는 것을 막는 것을 제거.
각막 질환	힘의 차단. 힘의 손실을 두려워하고 고통만을 바라봄.	개인적인 힘과 비전의 개척.

사건, 경험, 결정이 시력에 미치는 영향

정글에서의 생활을 다시 한번 생각해보자. 당신의 세상은 집 근처 10km 반경으로 이루어진다. 소년 시절부터 생존 방법을 훈련받는다. 몸을 능숙하게 움직이는 방법과 독사, 사자, 식량으로 쓸 동물을 잡는 방법을 배운다. 육체의 눈은 세상을 복잡하게 비틀어서 보지 않는다. 가족과 주위 환경을 대하는 마음 역시 평화롭고 두려움이 없다.

어느 날 숲 외곽을 거닐다가 전에는 전혀 보지 못한 새로운 곳에 도달한다. 거기 사는 사람들은 옷을 입고 있으며, 지프차를 몰고 다니고 총을 들고 다닌다. 육체의 눈은 마음의 눈에 새로운 정보를 보낸다.

이 새로운 지각은 과거 경험이라는 배경에서 처리된다. 예를 들어 총에 대해 생각해보자. 이전에 총을 전혀 본 적이 없는 사람은 총의 위험함도 모르고 두려움도 없을 것이다. 만일 나중에 어떤 사람이 총에 맞아 다치는 것을 본다면 눈의 두려움이 활성화되어 다음에는 '두려움과 위험'이라는 색안경을 통해 총을 보게 될 것이다.

현재 당신은 정글 같은 곳에 살고 있지 않다. 당신은 두려움을 일으키는 사건에 많이 노출되는 생활을 하고 있다. 생존 본능은 마음의 눈이 이러한 상황으로부터 자신을 보호하도록 어떤 결정을 내리게 만든다.

현대 사회에서의 생활은 원주민의 생활과는 달리 전쟁, TV, 폭력, 테러, 납치, 가정 파괴, 도시 생활, 재정 문제, 학교 성적, 술, 마약, 에이즈 등 수많은 위험과 스트레스 인자를 내포하고 있다. 육체의 눈이 마음의 눈에 적응해서 차라리 보고 싶지 않은 것이 굉장히 많다는 사실은 놀랄 일이 아니다.

마음의 눈이 실제 보는 것에 어떤 식으로 영향을 미치는지 이해하기 전에 우리는 마음의 눈이 작용하는 방식을 먼저 자세히 살펴봐야 한다. 당신이 어떤 생각을 마음에 품는 순간, 심지어 눈으로 보기 전에도 몸과 뇌는 사건에 대한 정보를 가지고 있다.

예를 들어 어머니가 어떤 음식을 먹을 때, 몸은 그 사건을 경험으로 기록한다. 어머니가 너무 많은 설탕을 먹는다면 눈은 그에 따른 변화를 경험으로 기록하고 어떤 결정을 내리게 된다.

출생 후부터 우리의 눈은 이런 사건들을 포착하고 마음의 눈은 마치 영상처럼 이를 기록한다. 당신이 느끼고 듣고 말하고 본 것은 모두 뇌라는 도서관에 저장된다. 생후 6개월부터 1.0의 시력으로 볼 수 있고 12개월부터는 두 눈의 협동 작용이 나타나 더욱 잘 볼 수 있다.

만일 당신이 생후 14개월일 때 불이 타고 있는 곳에서 불꽃의 붉은색을 보았다고 생각해보자. 호기심에 몸을 움직여 불로 손을 뻗었다가 곧바로 손을 데서 울기 시작한다. 붉은색은 고통이나 울음과 관련 있다고 결정할 것이다. 마음의 눈은 통증의 경험을 붉은색과 관련해서 기록한다.

나중에 붉은 색종이를 본다면 당신은 이 경험에 기반해서 몸을 사리고 만지고 싶지 않을 것이다. 붉은색으로 보이는 물체에 계속해서 이런 식으로 반응한다면 안구 근육과 구조물 역시 붉은색을 두렵게 보는 방식을 배울 것이다. 결국 눈은 수축하고 긴장한다. 마음의 눈이 붉은색을 불타는 것으로 생각하기 때문에 육체의 눈에 두려움의 메시지를 보낸다.

지각과 행동의 이 관계는 어떤 것을 보는 눈과 얼굴 표정을 찍은 영상을 보면 더욱 분명해진다. 인생의 사건들은 유전적, 육체적, 영양학적, 환경적 요인들과 함께 보는 것에 영향을 미친다. 이러한 사건들이 육체적, 정신적 지각을 유발해서 현재의 시력에 영향을 미쳤다는 것이다. 몇 가지 증례가 이 개념을 분명하게 해 줄 것이다.

43세인 낸시의 인생에서 일어난 첫 번째 중대한 사건은, 3세 때 도시에서 시골로 이사한 것이다. 그녀의 엄마는 가정을 돌보기 위해 일을 그만두었다. 6개월 후 낸시의 동생이 태어났고 부부간의 애정도 더욱 좋아졌다.

이후 2년 동안 낸시는 엄마가 피아니스트의 꿈을 버린 것을 점점 더 불행하게 여기고 있는 것을 지켜봤다. 1학년 때, 낸시는 시력검사를 받았고 좋다는 판정을 받았지만 그녀의 엄마는 시골에서 사는 것을 여전히 불행하게 생각했다.

다음 해 낸시는 말괄량이 행동을 보이기 시작했다. 그녀의 아빠는 그녀를 "빌리"라고 불렀다. 그녀가 안경을 처음으로 쓴 것이 이때다. 8세에서 14세까지 낸시는 자신의 오빠와 엄마 사이의 밀접한 관계를 못마땅하게 생각했다. 그녀는 오빠와 계속해서 싸웠고 나중에는 포기하게 되었다. 그녀가 '남자라는 존재를 과연 믿을 수 있을까'라고 생각한 것이 이때부터다.

낸시가 12세 때 그녀의 엄마는 남편을 떠나겠다는 의사를 밝혔다. 이 변화는 낸시에게 혼란을 가져다주었고 그녀가 사람 사이의 관계를 삐뚤어진 시각으로 보는 계기가 되었다. 이 기간 동안 그녀의 안경 도수는 점점 높아져 더 두꺼워졌고 25세에는 엄마가 반대한 남자와 결혼해서 이후 13년간 엄마를 단 두 번밖에 보지 않았다. 42세 때는 그녀의 왼쪽 눈이 오른쪽 눈에 비해 현저하게 나빠졌다.

내가 낸시를 처음 만났을 때, 그녀는 두려움에 차서 위축된 상태였다. 처음 몇 번의 상담에서 그녀는 그간의 경험과 부모님의 삶을 보는 자신의 시각이 관련되어 있음을 깨달았고, 이런 사건들이 근시와도 연관돼 있음을 알게 되었다. 그녀는 부모님, 특히 엄마의 삶에서 느낀 점이 많았고 이를 자신의 삶에 투사해서 외롭게 살고 있었다.

몇 주 후, 낸시는 삶의 주인 정신을 다시 갖기 시작했다. 마음의 눈으로 새로운 그림을 그리고 새로운 목표를 설정하고 새로운 꿈을 꾸게 되었다. 시력강화운동으로 육체의 눈을 자극하고 시력보완렌즈를 사용했다. 낸시는 어린 시절 보던 방식을 버리고 어른인 자신을 위한 새로운 선택, 결정을 해야 한다는 것을 깨달았다.

낸시는 변화를 선택했고 시력이 좋아졌다. 먼저 시력보완렌즈를 통해 시력이 0.9까지 좋아졌다. 과거에 집착했을 때의 시력은 0.7이었다.

낸시의 눈은 마음의 눈이 외부의 바라보기(seeing)와 주시하기(looking)와 어떻게 관련되는지를 완벽하게 보여준다. 낸시는 여전히 시력보완렌즈를 사용하고 있다.

브렌다는 안경이 필요 없었다. 그러나 그녀가 19세 때 동생이 암에 걸려 6개월 만에 사망하자 그로부터 3개월이 지난 후, 그녀는 근시로 진단되었으며 얼마 지나지 않아 눈이 가운데로 몰렸다. 그녀는 눈이 교정될 것이라고 믿고 새 안경을 열심히 사용했다. 안과의사는 수술을 권했지만 그녀는 일단 기다려보기로 했다. 그런데 21세에 새로운 일(스트레스가 많은 8시간 사무)을 시작한 후부터 오른쪽 눈이 피곤해지고 더욱 가운데로 몰렸다.

2년 후 브렌다는 내가 하고 있는 연구에 대해 듣고 참여 의사를 밝혔다. 그녀는 직장 동료들이 자기의 눈을 보고 놀리는 게 걱정이라고 말했다.

2개월간의 시력강화운동을 통해 브렌다는 짧은 시간 동안 눈을 바깥쪽으로 움직일 수 있게 되었다. 시력도 40% 증가되었다. 그다음 그녀는 나와 함께 연구하는 한 학자와 상담을 시작했다. 그녀는 동생이 죽은 후 지금껏 자기표현을 억눌러왔다는 사실을 깨달았다.

6개월 정도 지나서 브렌다는 서서히 호전되기 시작했다. 두 눈을 함께 사용할 수 있게 되었으며 자신감도 회복되고 일에서도 성공했다. 그러나 업무로 인한 스트레스는 더욱 증가했고 특히 눈이 가운데로 몰릴 때 동료들이 놀리는 것은 참기 어렵다고 했다. 그녀는 시력강화운동을 그만두었다.

1년 후 나는 브렌다를 다시 만났다. 그녀는 오른쪽 눈을 바로잡는 수술을 받았다고 한다. 시력강화운동을 한 덕에 두 눈이 잘 협조되어 움직였다. 그녀는 다음 달에 결혼한다는 기쁜 소식도 알려주었다.

냔시와 브렌다처럼 시력은 과거의 사건이나 마음의 두려움과 한계의 영향을 받는다. 그러나 마음의 눈을 왜곡하는 이런 색안경을 제거할 수 있다. 운동 삼아서 눈을 감고 있을 수 있는 조용한 장소를 찾아라. 호흡하고 몸을 이완시키면서 마음의 눈에 기억된 과거의 사건을 회상하라자기 전에 할 수도 있다. 긍정적인 사건과 부정적인 사건 모두를 찾아라. 두려움을 일으킨 사건, 마음의 눈이 당신을 폐쇄적으로 만든 계기가 무엇인지 알아내라.

중요한 법칙 하나는 눈에 이상한 증상이 있거나 안경을 쓰기 전 8~12개월 사이에 일어난 사건을 회상하라는 것이다. 눈을 뜨고 본 것의 의미를 찾아내라. 마음의 눈에 비친 과거의 사진과 현재의 시력이 어떻게 관련되어 있는가?

새로운 사건을 일으킬 준비가 된 것이다. 지금 찾아낸 것에 대해 새로운 결정을 하도록 자극할 수 있는 새로운 경험을 계획하

라. 여가, 일, 가정, 좋아하는 것들을 열거하고 성취감을 느낄 수 있는 재미있는 사건을 택하라. 안경을 벗고 세상을 보라. 시력이 많이 나쁘면 시력보완렌즈를 사용하라. 오랜 친구를 만나고 좋은 영화도 보고 스키, 요트, 춤, 독서 등의 취미생활도 하라.

새로운 사건은 새로운 것을 깨달을 수 있는 좋은 기회다. 볼 수 있는 모든 것에는 배울 점이 있다. 새로운 경험은 눈을 점검할 수 있는 기회다. 그러므로 눈이 침침해지는 것도 소중한 기회가 될 수 있다.

두려움과 분노가 시력에 미치는 영향

우리는 앞에서 사건, 경험, 결정이 우리가 보는 것에 영향을 미친다는 사실을 살펴보았다. 두려움과 억눌린 분노는 시력에 영향을 미치는 흔한 공통 분모이다. 이러한 감정은 정신적, 신체적으로 저장된다. 검안사 로버트 페퍼Robert Pepper가 환자와 함께 트램펄린trampoline, 스프링이 달린 매트 위에서 뛰어오를 수 있게 만든 도약용 운동 기구에서 상담하는 것을 제안하기 전까지 나는 두려움과 분노가 시력을 어떻게 바꾸는지 이해하기 어려웠다.

나와 상담을 한다고 상상해보자. 당신은 편안한 옷을 입고 안경이나 콘택트렌즈를 끼지 않고 있다. 둥근 천장을 가진 넓은 방 중앙에는 큰 트램펄린이 있다. 당신은 트램펄린에 올라가서 팔을 몸 앞의 작은 원 안에서 움직이며 점프하기 시작할 것이다. 좀 지나면 자신도 모르게 옅은 숨을 쉴 것이고, 눈은 자신도 모르게 한 곳에 못박혀 있을 것이다. 눈, 목, 어깨 근육은 긴장하고 있으며 가슴과 위에는 두려움과 협착감이 생길 것이다.

그러나 트램펄린에서 뛰는 것이 익숙해지면 어느새 긴장이 풀리고 웃으면서 다음 지시를 들을 것이다. "이번에는 앉아서 떨어질 것, 다음에는 무릎으로 떨어질 것." 다시 처음에 나타났던 반응이 몸을 죄어온다. 앉아서 떨어지는 것을 상상만 해도 두려워진다. '미쳤어. 내가 그걸 어떻게 해?' 하고 생각할 것이다. 나는 당신으로 하여금 방어 본능과 분노를 보게 만들려는 것이다.

이번에는 다음과 같은 새로운 지시를 따라 한다.

- 뛸 때마다 하나에서 열까지 센다. 둘에는 무릎으로 떨어지고, 여덟에는 앉아서 떨어진다.
- 전과 같이 하는데 다섯에 손뼉을 치며 "이완"이라고 외친다.
- 이번에는 열에서 하나까지 거꾸로 센다.

트램펄린에서 상담하는 것을 상상하고 몸 안에 두려움 또는 분노의 감각을 느꼈는가? 그렇다면 마음의 눈의 지나친 부담이 어떻게 두려움을 만드는지 경험했을 것이다. 미지에 대한 두려움, 실패에 대한 두려움이다. 두려움의 생각과 감정은 근육의 긴장을 야기하고, 우리가 느끼지 못하더라도 안구 근육 또한 긴장시키며

경련을 일으킬 수도 있다.

트램펄린을 통한 경험은 생각과 감정이 몸과 눈에 어떤 방식으로 영향을 주는지 깨닫게 도와줄 것이다. 만약 이 운동을 실제로 한다면, 몸이 너무 바빠 마음속에서 일어나는 일을 생각할 겨를이 없을 것이다.

지금 여기서 일어나는 일이 가장 중요한 변수다. 과거를 생각하거나 미래를 걱정하기 시작할 때, 현재 당신의 자연 상태being는 깨진다. 이렇게 되면 능력도 저하되고 능력 저하가 피드백으로 작용해서 현재의 일 외의 딴생각을 할 때마다 걱정을 하게 만든다. 이 '능력 저하'에 대한 반응으로 경험이 두려워지거나 또는 억눌린 분노가 만들어진다.

원시인 16세 질은 트램펄린 프로그램에 4시간 동안 참여하고 난 후 다음과 같이 말했다.

> "위아래로 점프하면서 단어를 말하는 단순한 일을 못할 때 좌절감이 얼마나 큰가에 나는 놀랐다. 숨을 쉬고 내 안에 일어나는 일을 느끼라는 말을 들었을 때, 나는 엄마한테 하는 것처럼 갑자기 소리를 질렀다. 트램펄린에서 내려온 후에 나는 안도감을 느꼈다. 내 몸과 눈은 이완되었다. 내 눈을 중앙으로 모을 수도 있었고, 좀 더 편안하게 책을 읽을 수 있었다."

내 임상 관찰과 개인적인 경험에 의하면 근시 환자들은 마음의 눈으로 과거의 사건, 경험, 결정을 되새기는 데 많은 시간을 보낸다. 현재의 나, 내가 보는 방식의 이유를 곱씹어 생각한다. 육체의 눈은 현재를 보는 것 같지만 마음의 눈은 과거의 두려움과 분노로 향한다. 반대로 원시 환자들은 미래의 일을 걱정하는 데 많은 시간을 보낸다.

그럼 어떻게 하면 현실을 직시할 수 있는가? 과거의 어디에 있었고 지금 어디로 가는지 정확히 아는 상태에서 현재에 머무는 방법을 알아야 한다. 몸과 눈의 근육, 마음의 눈의 생각을 이완시킬 때 현재를 더 잘 알 수 있다. 마음의 눈이 현재를 향할 때 시력도 좋아지고 두 눈을 조화롭게 사용할 수 있으며 기억력과 독서 능력도 좋아진다.

이를 위한 또 하나의 방법은 로버트 페퍼Robert Pepper의 '시각 지도 그리기visual mapping'다. 시각 지도에서 정신적 계획을 세우고, 할 일에 대한 전략을 짠다. 이 지도가 마음의 눈에 한번 만들어지면 마음이 편안해져 육체의 눈은 이완되고 조화롭게 움직인다.

루이지애나Louisiana라는 단어를 예로 들어보자. 어떤 사전 준비 없이 트램펄린에서 점프를 하면서 이 단어를 말하라고 한다. 아마 루이지애나를 어떤 식으로 말해야 하나 하고 난감해할 것이다. 이렇게 긴 단어를 말하려면 점프를 하는 것과 리듬이 맞아야 하는데 그렇게 하기가 쉽지 않기 때문이다. 여기에 주의를 기울여야 하므로 뛰고 보는 자연 상태being를 생각할 겨를이 없다. 따라서 눈이 이완된 방식으로 보지 못할 것이다.

그러나 시각 지도를 사용하면 이를 피할 수 있다. 루이지애나Louisiana라는 단어를 세 분절로 나누어 생각한다. ①루Lou, ②이지isi, ③애나ana. 눈을 감고 세 음절을 차례로 생각해본다. 순서를 바꿔 ②, ①, ③으로 생각하는 것도 어렵지 않다.

마음의 부담은 전혀 없고 눈의 긴장도 없다. 시각 지도를 사용해서 점프와 단어 말하기를 동시에 할 때, 균형을 깨뜨리지 않고 일을 할 수 있는 것이다.

안경을 쓰지 않았든, 시력보완안경을 썼든 세상의 일에 대해서도 같은 방법으로 접근할 수 있다. PART 4의 Eye-C 차트도 같은 방식으로 사용될 수 있다. 시각 지도를 이용해서 눈이 세상을 좀 더 선명하게 볼 수 있도록 하자.

예를 들어 당신이 가장 좋아하는 식료품 가게를 생각해보자. 식료품 가게에 가서 신선한 사과, 빨간 토마토, 오렌지색 당근, 녹색 셀러리를 고른다. 가격이 매겨진 상품이 줄지어 서 있다. 또는 차를 타고 고속도로를 달리는 동안 표지판을 마음의 눈으로 먼저 보라. 색, 모양, 거리, 크기를 마음의 눈으로 미리 보고 준비해야 한다.

Eye-C 차트를 이용해서 이것을 반복한다. 긴장 없이 문자의 가장자리를 보고 흰 공간을 보고 문자를 다시 떠올려보자. 시각 지도를 이용해서 시각 상상력을 넓혀라. 이런 방식으로 지금 보는 것에 대한 신뢰를 발전시키면 두려움과 분노를 떨칠 수 있을 것이다. 현실과의 괴리를 막는 것이다.

두려움과 공포가 시력과 관련된 방식을 논의하다 보면 다중 인격에 대한 기발한 연구가 연상된다. 연구자들은 "여러 인격을 가진 사람들은 각각의 인격에 맞는 여러 안경 처방을 필요로 하고, 이것은 각각의 인격이 각기 다른 시력을 가진다는 것을 의미한다."고 말한다.

이렇게 생각하면 시력보완렌즈가 다중 인격을 심화시킨다고 생각할 수 있다. 시야가 흐릿하게 되면 답답하고 분노나 두려움이 생길 수도 있다. 때때로 자신이 아닌 다른 사람처럼 느낄 수 있다. 내 환자들은 이런 시각으로 머릿속마음의 눈의 과거 사건과 경험, 특히 사고나 두려움을 일으킨 사건에 접근한다고 말한다.

조지는 12세 때 교통사고로 형이 죽는 것을 목격하고 공포에 휩싸였다. 약 12개월 후 조지는 근시로 진단되었다.

그는 25세 때 시력강화운동 프로그램을 시작했다. 이 운동은 안구 근육을 이완시켰고, 그는 수차례의 치료 후, 육체노동을 하고 긴장이 풀린 후 선명하게 보이는 순간이 있음을 알았다.

이때 사고에 대한 조지의 공포와 형을 죽인 운전자에 대한 분노가 표면화되었다. 오랜 감정을 배출하면서 객관적으로 볼 수 있게 된 것이다.

현재 조지는 교정 렌즈 없이 운전할 수 있게 되었고, 형의 죽음으로 깨달음을 얻게 된 것을 전화위복으로 생각한다.

억눌린 공포와 분노를 방출하고 나면 세상을 더 선명하게 볼 수 있다. 시력강화운동 프로그램의 이 단계에서는 당신을 이끌어 줄 훈련된 선생님을 만나는 것이 중요하다. 상담자, 정신요법사, 눈 치료사, 눈 교육자 등이 도움이 될 것이다. 친구에게 도움이 될 만한 사람을 물어보라.

당신이 가진 느낌, 생각, 꿈, 전환점을 일기로 만들어도 좋다. 시력 향상의 경과를 알 수 있는 훌륭한 기록이 될 것이다.

오른쪽 눈과 왼쪽 눈

안과의사는 중심와에 선명한 상이 맺힌다면 두 눈이 조화를 이룰 수 있다고 생각한다. 그러나 이것은 내 경험으로 볼 때, 앞서 언급한 정글에서와 같이 눈을 자유롭게 움직일 수 있는 상황에서만 가능한 것 같다.

좌뇌지향적 상황에서 중심와로 주시looking하는 순간, 과도한 스트레스가 두 눈의 협조를 방해한다. 당신은 원시인처럼 눈을 사용할 수 없으므로, 시력 강화의 법칙을 탐구하기 위해서 각각의 눈이 특정 방식으로 본다는 사실을 알아야 할 것이다.

한의학에서는 몸 우측을 표현좌뇌 활동, 좌측을 습득우뇌 활동과 관련지어 생각한다. 이 개념을 한 단계 발전시킨다면 오른쪽 눈은 당신의 시각을 세상으로 넓힌다고 할 수 있다. 왼쪽 눈은 세상으로부터 정보를 받아들인다. 눈뿐만 아니라 얼굴도 좌우측이 다르다는 것이 이에 대한 부분적인 증거가 될 것이다. 눈과 얼굴을 찍은 영상은 좌우측 눈의 역동적인 관계를 이해할 수 있게 도와준다.

운동 삼아 콘택트렌즈나 안경을 한번 벗어보라. 잘 보이지 않더라도 창밖 멀리 내다보아라. 두 눈을 뜨고 보고 한쪽 눈을 가린 채로도 보고 그 반대쪽 눈을 가린 상태로도 본다. 한쪽 채널로부터 더 많은 것을 느낄 수 있을 때까지 반복한다. 두 눈을 에너지 채널이라고 생각한다. 오른쪽 눈에서는 레이저 광선이 방출되고 왼쪽 눈에서는 흡수된다.

어느 한쪽 눈이 특히 좋거나 나쁘다고 느끼는 그런 생각을 없애도록 하라. '더 좋은 시력'은 더 좋은 지각 채널이라고 생각하고 다른 눈은 잘 지각하도록 배우고 있는 채널이라고 생각하라. 이 생각의 변화가 마음의 눈을 도와줄 것이다.

지금까지 당신은 두 눈의 지각이 다르다는 생각을 별로 하지 못했을 것이다. 두 눈의 차이를 인정하고 나서 왜 한쪽 눈으로 보는 것이 덜 깨끗하게 보이는지 그 이유를 조사해나갈 것이다.

한의학의 다른 법칙이 도움이 될 수 있다. 한의학에서는 왼쪽 눈을 여성女性, 여자의 성질을 가진 눈으로 생각한다. 그러므로 왼쪽 눈은 창조성, 감성, 사랑받을 수 있는 능력, 즉 넓은 의미의 여성으로 본다.

반면 오른쪽 눈은 자기표현, 논리, 분석, 기술, 지능, 언어 능력 등이 보는 방식을 지시한다.

이런 생각을 현상에도 적용할 수 있다. 더 잘 보이는 한쪽 눈을 하루에 몇 시간씩 가린다면 어떤 일이 일어날까?

앞에서 말했던 감정에 갑자기 접근할 것인가? 바라보기seeing와 주시하기looking가 개선될 수 있는가? 만일 시력이 좋아진다면 눈과 관련된 뇌의 기능 역시 좋아질까? 또는 한쪽 눈의 시력 개선이 해당 뇌 기능을 향상시키는 또 다른 기전이 있는가?

시력을 향상시키기 위해서는 먼저 그 눈을 생각하는 방식을 바꾸는 것이 필요하다.

32세의 베쓰는 성공한 변호사다. 법대에 다니던 20대 후반, 베쓰는 왼쪽 눈이 흐려지는 것을 느꼈다. 6년 전 그녀는 안경을 쓰기 시작했는데, 영화 볼 때나 야간 운전할 때만 사용했다. 안과의사는 왼쪽 눈이 난시라며 안경을 계속 써야 한다고 말했다.

몇 년 후 난시가 악화됐고 베쓰는 나를 찾아왔다. 나는 난시가 왜곡의 한 형태라는 사실을 알려주었고 자신의 여성다움에 대한 그녀의 왜곡된 시각을 알도록 도와주었다.

법대 시절 그녀는 여자 2명, 남자 37명과 한 학급에서 공부했다. 베쓰는 변호사로서 남자처럼 행동하도록 훈련받았다. 그녀는 어떻게 단호한 여성이 될 수 있는가에 대한 좋은 예를 알지 못했다는 사실을 깨달았다. 좋은 롤 모델을 찾지 못해서 자신을 남자 동료들처럼 만든 것이다.

베쓰의 시력 회복을 위해 오른쪽 눈에 안대를 사용했다. 그녀가 왼쪽 눈을 통해 보고 그녀 자신을 표현하도록 했다.

시간이 가면서 시력이 25세 때와 같은 정도로 좋아졌다. 베쓰는 시력을 회복하면서 안경도 계속 쓰고 있을 필요가 없어졌고 사회관계도 좋아지고 자아도 균형을 되찾았다.

성 역할과 눈의 적응에 대해 조금 더 생각해보자. 우리 문화에서 남성성은 공격, 지성, 분명한 의사 표현 등 좌뇌 활동과 연관되어 있다. 만약 남성의 원형, 예를 들어 아버지를 따르기를 거부한다면 오른쪽 눈이 쇠약해질 것이다. 왼쪽 눈은 여성과 엄마의 관점과 관련 있다. 두 눈이 조화되기 위해서는 인격에서도 남성, 여성이 조화되어야 한다는 것이다.

안젤라는 5세 때 엄마와 함께 처음으로 나를 찾아왔다. 안젤라가 2세 때 아버지는 가족을 떠났고, 3세 때 오른쪽 눈이 안쪽으로 돌아갔다. 검사 결과 원시와 복합된 약시로 진단되었다. 일단 안경이 처방되었고 안경을 쓰면 오른쪽 눈이 표면적으로는 똑바른 것처럼 보였다.

그러나 몇 주 후 상황이 악화돼서 안경을 벗으면 눈이 더 가운데로 몰렸다. 다음해에도 증상은 계속되었고 안젤라의 엄마는 딸의 시력이 안경에 의존할수록 나빠진다고 걱정했다.

나는 그녀의 눈이 안경에 의존하는 것을 끊기 위해 도수를 1/3로 낮춘 안경을 처방하고 시력강화운동을 사용해서 어떻게 두 눈의 중심와를 활성화시킬 수 있는지 가르쳐주었다.

그 후 2년간 안젤라와 그녀의 엄마는 정기적으로 나에게 진료를 받았다. 얼마간의 상담 후에 우리는 안젤라가 아버지가 떠난 것에 대해 분노를 느낀다는 사실을 알아냈다. 그녀는 인성 중에서 남성적인 면을 배울 대상을 찾지 못했던 것이다. 그래서 그녀는 남성다움을 그냥 억제해버렸고, 인성의 불균형이 조용하고 겁 많은 행동으로 나타났다.

이 사실을 깨달은 안젤라의 엄마, 선생님, 친구들은 이 결함을 메우도록 도와주었다. 7세 때 안젤라는 교정 렌즈 없이도 두 눈을 자유롭게 사용할 수 있었고, 인성도 균형을 찾았다.

시각의 균형을 위해 더 잘 보이는 눈에 안대를 하는 것에 대해 안과의사와 이야기한다고 한번 생각해보자먼저 PART 4의 안대에 대한 부분을 읽을 것. 혹은 시력보완안경 위에 덮개를 붙여 사용할 수도 있다.

내 연구에 의하면 4시간 동안 연속해서 안대를 하는 것이 가장 효과적이다. 30분씩 늘려가면서 가장 적합한 시간을 찾을 수도 있다. 독서, 설거지 등 실내 생활에서 먼저 시작하라. 나중에는 야외에서도 시도해야 한다. 내 환자들 중에는 한쪽 눈을 가리고 운동을 하는 사람도 있다. 시력이 1.0이라고 하더라도 특정 뇌 부분을 자극하기 위해 안대를 할 수도 있다.

어떤 환자는 이 아이디어를 자신의 일에 적용했다.

> 44세인 실비아는 피아니스트다. 그녀의 시력은 1.0이지만 주로 오른쪽 눈을 사용하는 경향이 있었다. 피아노를 칠 때도 오른손은 만족스러운 수준인데 왼손은 좀 약한 편이었다.
>
> 21일간 하루 4시간 정도 오른쪽 눈에 안대를 하고 나서 실비아의 연주는 확실히 바뀌었다. 눈의 균형이 손과 손가락에 영향을 미친 것이다. 지금도 실비아는 좌우 뇌의 불균형을 느낄 때마다 안대를 사용한다.

안대를 제거할 때는 천천히 하라. 어두움에서 빛에 서서히 적응되도록 해야 한다. 제거하고 나면 두 눈이 모두 좋아진 느낌을 경험할 것이다. 두 눈의 가치를 새롭게 알 수 있을 것이다. 일, 독서, 운동 능력도 좋아질 것이다. 생활하면서 두 눈의 차이가 다시 생기지는 않았는지 계속 체크하라.

눈은 한 개가 아니라 두 개라서 더욱 신비롭고 오묘하다.

전뇌 활성을 통한 시력 강화

전뇌全腦 활성이란 뇌 한 부분의 편중이 아닌 좌우 전체 뇌의 통합과 조화로운 활동을 말한다. 전뇌 처리는 마음의 눈과 육체의 눈의 궁극적인 통제 과정이다. 오른쪽 눈과 왼쪽 눈의 자연스러운 통합 과정이다.

전뇌 처리는 자신을 완전히 받아들이는 방법이다. 과거를 현재를 위한 준비로 보고 지금 보고 있는 것이 과거의 반영이라는 것을 깨닫도록 도와준다. 내일의 비전은 희망이고 꿈이다. 자신의 능력을 알고 있는 그대로 받아들이는 것이다.

앞에서 두 눈이 각각의 특징이 있다는 것과 이를 각자 따로 사용하는 방법을 배웠다. 각각의 시력을 점검할 수 있는 것이다. 다음 단계는 뇌가 이 두 채널세상과 나를 연결하는 눈을 편안하게 통합하는 것이다. 몸과 마음에 있는 힘을 자연스럽게 받아들여 사용한다. 다른 운동처럼 전뇌 처리 과정도 육체의 눈, 마음의 눈 양쪽에서 이루어질 수 있다.

여기서 소개하는 시력강화운동은 양쪽 눈이 한 팀으로 함께 작용할 때의 상황을 보고 느끼게 해줄 것이다. 최소한의 노력과 긴장으로 평상시에도 계속 운동해야 함을 기억하고 호흡, 눈 깜빡이기, 안구 근육 스트레칭도 계속해야 한다. 다르게 표현하면 운동을 하기 위해 너무 애쓰면 안 된다는 것이다.

운동은 두 눈이 조화를 이룰 때의 느낌을 경험하도록 해줄 것이다. 생각의 변화, 자세, 시간, 렌즈가 다르게 느끼도록 만들 수도 있다. 운동에는 좋은 방법도, 나쁜 방법도 없다. 운동은 전뇌 처리 과정을 느끼도록 해주는 수단이다.

엄지손가락 게임

의자에 편안히 앉아 등을 기댄다. 렌즈나 안경은 써도 되고 벗어도 된다. 엄지를 펴고 눈앞에 시선 약간 아래 손을 놓는다. 엄지손가락을 바라보라. 호흡을 느끼면서 엄지손가락을 노려보라. 눈을 깜빡이고 숨을 쉬고 엄지손가락 주위도 한번 살펴보라.

눈의 초점을 엄지손가락에 맞추면 눈이 가운데로 모일 것이다.

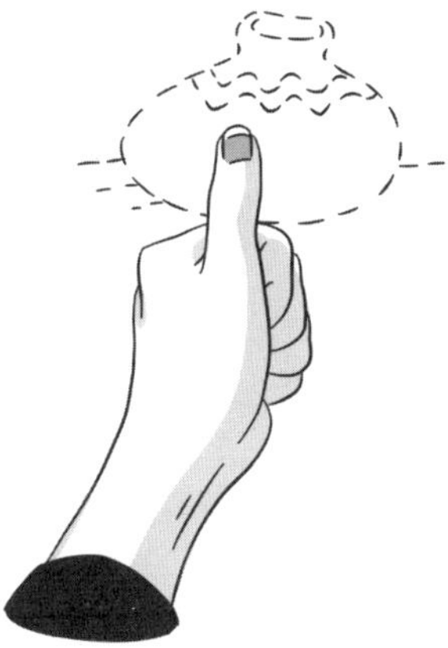

엄지손가락을 이용한 원근 조절 훈련

엄지손가락은 초점이 맞춰져 있기 때문에 선명하게 보이겠지만 배경은 흐리게 보일 것이다.

이번에는 먼 곳에 초점을 맞춰보자. 엄지손가락이 두 개로 보이는가? 그렇지 않다면 눈을 깜빡이고 두 개로 보일 때까지 한쪽 눈을 가린다만약 약시라면 두 개의 엄지손가락을 보지 못할 것이다. 뇌가 이미 한쪽 눈으로부터 나온 이미지를 닫아버리는 방법을 배운 것이다.

각각의 엄지손가락의 상이 선명한가? 두 개의 엄지손가락을 볼 수 있다는 것은 전뇌 처리가 작동한다는 사실을 나타낸다. 두 개의 크기가 다른가? 초점을 원근으로 이동시켜 두 엄지손가락의 상을 같게 만들 수 있는가? 엄지손가락을 선명하게 볼 수 있는 눈을 가렸을 때 무슨 일이 일어나는가? 다시 두 눈으로 엄지

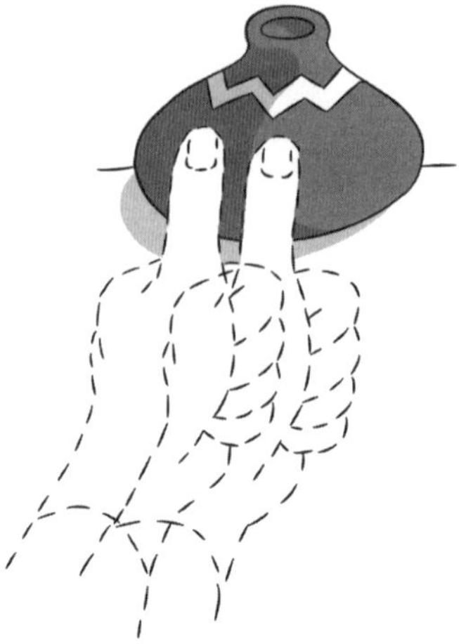

뇌 활성화를 돕는 엄지손가락 게임

손가락을 볼 때 크기가 또 다르게 보이는가? 호흡, 서기, 한 발로 서기, 눕기 등이 엄지손가락을 보는 데 어떤 영향을 미치는가? 한 손가락이 다른 손가락보다 더 높지 않은가? 왼쪽 귀를 왼쪽 어깨로 움직일 때 어떤 일이 일어나는가? 높게 보였던 손가락이 더 높게 혹은 더 낮게 보이지 않는가? 머리의 자세는 눈으로 들어오는 정보를 뇌가 얼마나 잘 받아들이는가에 영향을 미친다. 침대에서나 옆으로 누워 책을 본다면 두 눈의 시력이 나빠지고 전뇌 처리가 비효율적으로 변한다.

두 개의 선명한 엄지손가락 상을 보는 방법을 숙지하고 나서 책을 하나 선택해서 책장과 눈 중간에 엄지손가락을 위치시킨다.

책을 읽으면서 엄지를 눈 가는 방향으로 이동시킨다. 두 눈을 모두 사용해야만 두 개의 엄지손가락을 볼 수 있을 것이고, 그 페이지에 있는 모든 단어를 볼 수 있을 것이다. 한쪽 눈을 감으면 엄지손가락이 책장을 가려 몇 단어를 보지 못할 것이다. 두 눈이 같이 작동하면 두 손가락을 볼 수 있다는 사실을 기억하라. 하나의 손가락이 잘 보이지 않으면 눈을 깜빡이고 호흡을 깊게 하고 먼 데를 보고 나서 사라진 손가락이 돌아오는지 다시 한번 살펴보자.

인위 상태doing를 과도하게 유지할 경우, 두 손가락을 볼 수 없을 것이고 엄지손가락이 책을 가려 책 일부를 보지 못할 것이다. 이것은 어느 한쪽 뇌의 처리 과정으로 치우친 것을 나타낸다. 한 눈으로부터의 정보 입력이 뇌에서 받아들여지지 않을 경우 이 불균형이 유발된다. 좌우뇌의 균형을 유지하기 위해 깊게 호흡하고 눈을 깜빡이고 손바닥으로 눈을 마사지하는 것을 계속하라.

원 게임

눈을 교차시켰을 때의 느낌을 떠올려보자. 다음 그림의 원을 약 40cm 거리에 놓는다. 원이 세 개로 보일 때까지 눈을 약간 가운데로 모은다. 흐릿하게 보일 수도 있다. 흐릿하게 보이는 것이 증가하는가, 감소하는가? 이 과정을 반복하라. 눈의 초점을 원근으로 변화시켜 가운데 그림을 선명하게 만든다.

시력의 정도에 따라 가운데 그림이 다음과 같이 보일 것이다.

- 바깥쪽과 안쪽 원
- 단어 SEEING
- 단어 SEEING, 그러나 이 단어의 어떤 글자가 안 보이거나 겹쳐 보인다.
- 위에는 L, 아래에는 R이 있는 단어 SEEING
- L, R이 중앙에서 벗어나 전후로 움직인다.
- 가운데 원이 당신 있는 쪽으로 떠오른다.

시력이 변함에 따라 느끼는 방식도 변한다. 양쪽 전뇌 처리의 최

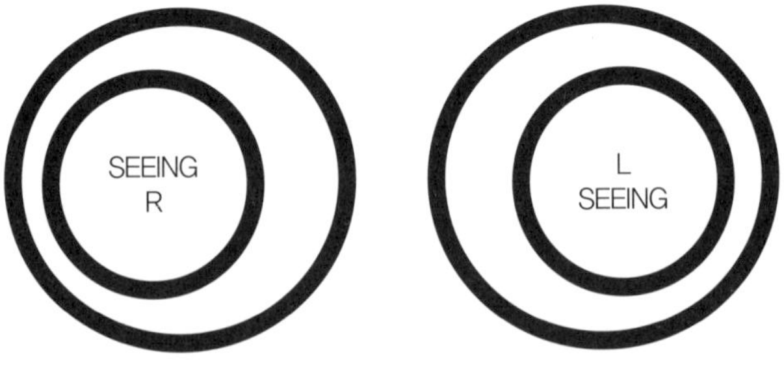

눈의 유연성을 위한 원 게임

적의 시력 상태는 완전하게 선명한 안쪽 원이 보이는 상태이다. L, R, SEEING 모두 안정되게 잘 보이고 움직이지도 않는다. 다른 물체를 쳐다보다가 다시 봐도 세 그림을 볼 수 있다.

이 눈 교차 운동을 끝내고 나면 반대로 운동할 준비가 된 것이다. 이번에는 시선 아래 있는 면 물체를 본다. 세 개의 원이 나타나는 한 점을 찾을 수 있을 것이다.

앞의 질문들에 대답해보고 시력의 상태를 점검한다. 시력강화 운동은 눈을 가운데로 모으는 근육이 초점을 맞추는 근육섬모체근과 유기적으로 협조해 작동하도록 가르쳐줄 것이다. 눈을 가운데로 모으는 근육의 기능이 떨어지면 자동적으로 초점을 과도하게 맞추게 되어 근시나 난시를 유발할 것이다.

당신의 눈은 얼마나 유연하고 좋은가? 먼 곳과 가까운 곳에서 세 개의 원을 볼 수 있는가? 호흡, 눈 깜빡이기, 안구 근육 스트레칭을 통합하는 것을 기억하라. 5~10분간 운동한 후 손바닥으로 눈을 마사지하라.

마음의 눈 게임

트램펄린 다음으로 가장 좋은 것이 미니 트램펄린이다. 만약 미니 트램펄린을 사용할 수 있다면 점프하는 동안 앞에서 말한 운동을 하라p.94 참조. 마음의 눈이 보는 것을 개선할 것이다. 물론 매트가 작기 때문에 앉아서 떨어지거나 무릎으로 떨어지는 것은 못할 것이다.

화살표 게임

다음의 화살표 그림을 복사해서 벽에 붙인다. 안경 없이 화살표의 방향을 구별할 수 있는 최대 거리에 앉거나 선다. 내가 'blur zone흐릿하게 보이는 구역'이라고 부르는 곳이다.

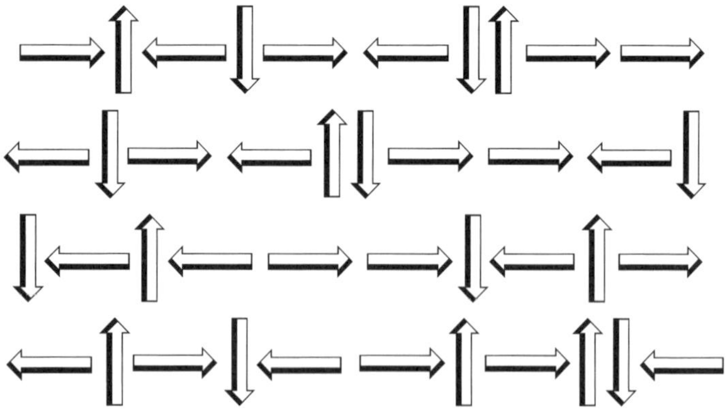

안구 스트레칭을 위한 화살표 게임

어떤 사람의 경우에는 3~6m일 수도 있지만 다른 사람의 경우에는 25.4cm나 그 이하일 수도 있다. 서 있다면 두 발에 같은 무게가 가도록 중심을 잡고 심호흡을 세 번 깊게 하라.

1단계

왼쪽, 위쪽에서 시작해서 차례로 화살표의 방향을 말한다. 팔이나 머리가 움직이는가? 방향을 말하는 리듬이 규칙적이고 부드러운가? 호흡을 느끼고 있는가? 화살표를 보는 데 긴장감이나 부담감이 있지는 않은가? 머리나 목이 앞으로 점점 나가지 않는가? 다음 단계에서도 이런 질문에 답하기를 계속하라.

2단계

화살표의 방향을 말하면서 팔로 가리킨다. 왼쪽에서 오른쪽으로 다하고 나면 거꾸로 오른쪽에서 왼쪽으로 한다.

3단계

오른손을 오른쪽과 위쪽을 가리키는 데 사용하고 왼손은 왼쪽과 아래쪽을 가리키는 데 사용한다.

4단계

3단계를 반대로 한다.

5단계

마음의 눈으로 화살표가 시계방향으로 12시, 3시, 6시, 9시 순으로 회전한다고 생각한다. 팔이나 손으로 가리키지 않고 방향을 말하기만 한다. 리듬에 변화가 있는지 살펴본다.

그다음에 친구나 가족들이 리듬에 맞춰 손뼉을 치도록 하고, 손뼉 소리에 맞춰 회전방향을 말한다. 손뼉 소리와 말의 속도는 어떠한가? 전뇌 처리가 손뼉 소리와 같은 속도로 유지되는가, 아니면 손뼉 소리를 따라가지 못하는가?

6단계

5단계를 반복하는데, 이번에는 손으로 방향을 가리키면서 실시한다.

7단계

5단계를 반복하는데, 이번에는 화살표가 가리키는 방향을 보면서 손으로 그 방향을 가리킨다. 몸 안의 느낌을 기록한다.

어떤 반응이 일어나는가? 당황스럽지 않은가? 조금 힘들다고 느껴지는가?

화살표 게임은 특히 학습장애 또는 독서장애가 있는 사람에게 도움이 된다. 이 게임은 과부하를 처리하는 방법을 알려줄 것이다. 각 단계를 마스터하면서 뇌의 신경 연결이 자극될 것이다. 내 환자들 중에는 이 운동을 하고 나서 두통을 경험한 사람들도 있다. 어떤 10대 환자는 운동 후에 오른쪽 머리가 뜨거워지는 것을 느꼈다고 한다비슷한 감각을 경험한다면 운동을 멈추고 눈을 손바닥으로 마사지해준다.

운동이 익숙해질수록 전뇌 처리 수준은 높아질 것이다. 잠깐 분석하는 것을 멈추고 마음의 눈과 직관을 믿고 그냥 흘러가듯이 운동하라. 시력강화운동은 매일의 일상으로부터 벗어나고 싶을 때마다 할 수 있다. 짧으면 5분 동안, 길어도 1시간 이하로 운동한다. 효율성의 개선, 의사소통의 명확함, 눈의 긴장 감소, 운동능력의 개선, 안경 의존성의 감소 등을 그 결과로 얻을 것이다. 일상생활에서 '전뇌감全腦感, feeing of whole-brainedness'이 사용될 수 있는 곳은 무수히 많다.

새로운 시각을 만끽하라!

PART 4

누구나 쉽게 하는 단계별 시력강화운동

시력을 향상시키는 3단계 프로그램

이 PART에서 소개하는 3단계 시력강화운동 프로그램은 임상실험을 거쳐 연구된 것이다. 각각의 요소들은 이 프로그램을 시행할 때 시너지 효과를 일으키도록 되어 있으나 개인의 사정에 따라 각 요소를 조정하는 것도 필요할 것이다.

개인의 문제에 맞게 특별한 운동을 선택·적용하고 싶다면 책의 처음으로 가서 '이 책의 활용 방법'을 보도록 한다. 그런 다음 자신이 선택한 것에 익숙해지기 위해 이 PART를 한번 통독하라. 뒤에서 서술할 '특정 안과 문제에 대한 비전 게임'에 도움이 될 것이다.

3단계 시력강화운동 프로그램은 강도 높은 책임감을 요구한다. 처음에는 매일 해야 할 많은 일들에 질릴지도 모른다. 그러나 이런 활동의 목적은 새롭고, 이완된 방법으로 보는 버릇을 기르는 것이다. "고통 없이 얻어지는 것은 없다."라는 말이 참고가 될 수는 있지만 이 함정에 빠져 부담을 가지고 프로그램을 열심히 집중해서 하는 것은 프로그램 본래의 의도와 맞지 않는다.

최근 유산소 운동 연구가들은 스트레스 없는 짧은 운동이 길게 한 스트레스 유발 운동보다 건강에 좋다는 사실을 확인했다. 마찬가지로 육체의 눈과 마음의 눈도 이완된 상태로 즐기듯 운동해야 좋은 시력을 얻을 수 있고 균형 잡힌 방법으로 사용할 수 있게 된다.

운동으로 생각하지 말고 마치 게임처럼 즐겨야 한다. 이런 식으로 우뇌 활동의 재미를 자극하면 결과적으로 전뇌全腦 기능을 높일 수 있다.

3단계 시력강화운동 프로그램의 원리 중 하나는 옛 습관을 깨고 새로운 습관을 주입하는 것으로, 이를 위해서는 적어도 21~60일 정도 걸린다.

뇌는 세상을 보는 한 가지 방식에 적응되어 있다. 이제 뇌를 새롭게 보는 방식으로 재교육시켜야 한다.

매일 15분 정도 시행할 수 있는 운동을 선택하라. 과정들은 단계별로 배열되어 있고, 새로운 레벨은 새로운 것에 눈뜨게 도와줄 것이다. 각각의 단계는 좀 더 균형 잡힌 방식으로 볼 수 있게 해줄 것이다.

이 프로그램을 시행하는 동안 옆에서 도와주는 사람이 있는 것이 그렇지 않은 경우보다 더 좋다. 만일 당신의 장단점을 잘 알고, 힘들 땐 당신의 말을 듣고 격려해주고 잘할 땐 축하해주는 상담자나 안과의사, 친구, 배우자 등이 있다면 훨씬 효과가 있을 것이다.

운동을 더 많이, 더 강도 높게 하는 것이 꼭 좋은 것만은 아니라는 사실을 다시 한번 기억하자. 시간이 충분히 있어서 편안하게 있을 수 있는 시간 중에 운동해야 한다.

자연being과 인위doing의 균형이 시력 개선에 중요한 역할을 한다는 사실을 유념하고 운동의 강도를 결정한다. 긴장 이완, 균형, 생활의 흐름을 증진시키는 운동에 집중한다.

만약 운동을 거른 날이 있어도 신경 쓰지 말고 목표와 프로그램을 조정한다. 이 책의 프로그램은 최소한의 노력으로 재미있게 웃으면서 할 수 있는 것들이다.

3단계 시력강화운동의 효과

3단계 시력강화운동을 하기 전에 먼저 그 요소들과 친숙해져야 한다. 이 프로그램의 목적은 시력을 최대한으로 유지하는 것이다. 그리고 각 요소들은 다음과 같은 효과를 줄 것이다.

- 목표를 세우는 것은 꿈을 비전으로 만들고 비전을 눈에 보이는 것으로 만드는 것이다.
- 시력과 개인적인 목표를 긍정적으로 확언하는 것은 마음의 눈이 원하는 결과에 닿도록 도와준다.
- 긴장 이완 오디오를 들으며 뇌파를 조정해서 균형을 찾아 전뇌를 사용할 수 있게 해준다.
- 균형 잡힌 식사는 양질의 영양이 눈에 도달하도록 해줄 것이다. 눈의 구조물들은 치료 수준의 비타민과 무기질을 섭취할 것이다.
- 운동은 근육의 긴장을 감소시키고 혈류를 개선시킨다.
- 자연광에서 안경 없이 시간을 보내는 것은 자연광 동화同化, assimilation와 관련된 뇌의 부분을 활성화시킨다.
- 이 운동은 눈의 구조물을 알게 하고 긴장을 줄이고 눈과 몸의 기능을 증진한다.
- 한쪽 눈에 안대를 하는 것은 한쪽 눈의 시력을 조정해준다. 두 눈에 안대를 하는 것은 교정 렌즈 없이 주위 시야를 보는 시력과 선명도를 높여준다.
- 매일의 반응을 기록하는 것은 운동에 의한 시력의 경과를 알

수 있게 해줘 피드백할 수 있게 해준다.

다음은 프로그램 각 요소에 대한 보다 심도 깊은 설명이다. 프로그램을 시작하기 전에 이 계획의 각 부분이 갖는 의미를 알아야 한다. 과정을 알고 있으면 운동을 좀 더 쉽게 할 수 있다. 목표는 현실적으로 낮게 잡는다.

구체적인 목적과 목표 세우기

목표goal와 목적purpose은 다른 말이다. 목적을 여행과 같은 장기적인 계획이라고 한다면, 목표는 이 여행을 위한 재정 준비, 표 구입, 문화에 대한 책 읽기 같은 세부적인 계획이다. 시력에 대해서는 안경을 완전히 벗고 깨끗하게 볼 수 있는 상태가 궁극적인 목적에 해당할 수 있다.

이러한 목적은 측정 가능한 단기간의 목표들로 이루어진다. 나는 단기간의 목표를 세워 결과를 보는 것을 좋아한다. 목적은 주변을 바라보는 것seeing : 망막, 미래 '비전'과 관계됨과 연관되어 있고, 목표 즉각적인 특정 결과는 주시하는 것looking : 중심와, 현재 볼 수 있는 것과 연관되어 있다고 생각할 수 있다.

앞에서 얘기한 바와 같이 중심와는 현재의 삶을 보게 해주고, 망막은 미래를 보게 해준다는 사실을 기억하자. 인생에서 이루길 원하는 모든 것들은 목적을 명확하게 하고 목표를 정하는 것부터 시작된다. 이 프로그램을 시작하기 전에 경력, 일, 인간관계, 돈, 눈, 비전, 다이어트, 운동 등에 있어서 장기적인 목적과 단기적인 목표를 세운다.

경력과 일을 구별하는 것은 경력을 바꾸고자 하는 사람들을 도와줄 것이다. 많은 환자들이 시력을 개선하는 동안 돈과 인간관계에서도 긍정적인 성과를 거두었기 때문에 포함하였다. 다음 빈칸을 기입해보는 것은 당신이 목적과 목표를 세우는 것을 도와줄 것이다.

구체적인 목적과 목표 세우기

경력 Career
일 Work
인간관계 Relationships
돈 Money

눈 Eyes

비전 Vision

다이어트 Diet

운동 Exercise

긍정적으로 확언하기

생각과 마음의 눈이 느끼는 방식을 바꾸는 한 가지 방법은 긍정적인 확언을 하는 것이다. 처음에는 이 운동이 어리석은 짓 같고 효과에도 의심이 들 것이다. 이럴 때의 목표는 생각을 부정적인 것에서 긍정적인 것으로 돌아서게 하는 것이고, 목표의 달성을 위해 긍정적인 확언을 반복하는 것이다.

뇌에 새로운 소프트웨어로 긍정적인 생각을 더한다. 처음에는 의식이 이에 대항해서 다음과 같이 말할 수도 있다.

"아냐! 잘 보이지 않아!"

그러나 새로운 소프트웨어는 무의식의 '실리콘 칩'에 기록될 것이다. 이 새로운 데이터는 결국 의식에도 등록된다.

예를 들어 0.2~0.3의 시력을 가진 사람이 이렇게 마음먹는다.

"나는 한 달 안에 운전면허 시험을 통과할 수 있다."

그의 마음의 첫 번째 반응은 안 된다는 것이지만 시간이 지나면서 긍정 과정이 반복됨에 따라 할 수 있다는 쪽으로 바뀔 것이다. 뇌와 마음의 눈의 관계가 이동한 것이다. 이제 그가 목표를 달성할 가능성이 생긴 것이다.

뒤에 나오는 Eye-C 차트 앞에 서서 긍정적인 말을 한다. 긍정에 대한 눈의 반응을 '향상, 0변화 없음, 저하'로 기록한다. 시력에 효과를 미친 긍정적인 말은 뇌에 벌써 입력되었을 것이다. 이러한 긍정적인 말은 눈앞이 흐릿해질 때 시력을 향상시키는 용도로 사용된다.

비록 결과가 부정적이더라도 긍정을 포기해서는 안 된다. 이런 경우는 아마도 무의식이 이러한 긍정의 메시지를 거부하기 때문인 것 같다. 무의식의 부정 역시 3단계 시력강화운동 프로그램을 통해 긍정으로 변화시킬 수 있다.

이 프로그램에 사용할 수 있는 긍정은 다음과 같다. 이것들 중에 몇 개를 선택하여 당신만의 새로운 것을 만들어도 좋다. 일상생활 속에서 특히 안대 착용, 운동, 식사 준비를 할 때 긍정적인 말을 자주 하도록 하라.

- 내 눈은 매일 좋아지고 있다.
- 안경에 의존하는 것도 매일 줄어들고 있다.
- 내 시야는 넓어지고, 시력도 좋아지고 있다.
- 나는 내가 세상을 보는 방법을 좋아한다.
- 눈이 조금 침침해도 나는 괜찮다.
- 눈이 침침한 것에 대해 알아가는 것이 즐겁다.
- 비전은 내가 세상을 보는 방식을 창조해나가는 것이다.
- 이제 나는 진실을 볼 수 있다.

• 나는 삶의 아름다움을 본다.
• 내 눈이 나쁘더라도 부모님이 나에게 물려준 것에 대해 불평하지 않는다.
• 나는 내가 어렸을 때의 환경에 대한 진실을 본다.
• 내 성장의 진실을 볼 때 나는 자유롭다고 느낀다.
• 내 눈으로 보는 데 별문제 없다.
• 자연 상태being가 어떻게 내 비전에 도움이 되는지 알고 있다.
• 나는 세상을 유연하고 부드럽게 보는 것을 좋아한다.
• 내 마음의 눈이 외부 시야와 시각을 좌우한다.
• 나는 내 눈을 치유할 수 있을 정도로 강하다.
• 안경을 벗어도 눈이 내 약점이라고 느끼지 않는다.
• 나는 선명하고 더 건강한 비전을 가지고 있다.
• 세상이 선명하게 보이는 순간들을 경험하고 있다.
• 내 삶을 사랑하는 만큼 삶을 보는 시각도 깨끗하다.
• 내가 보는 것은 안전하다.
• 나 자신을 용서하면 시야도 깨끗하다.
• 내 부정적인 시각은 모두 해결되었다.
• 건강에 좋은 음식과 운동으로 나를 가꾸고 있다.
• 내 시력은 완벽하고 나는 그 완벽함을 느끼고 있다.
• 시력을 회복하는 일은 나에게 쉬운 일이다.

- 나는 시야를 흐리게 만드는 긴장을 해결할 수 있다.
- 나는 삶의 지혜와 진실을 볼 수 있다.
- 나는 보고자 하는 내적 욕구도 조금 있다.
- 나는 무지, 두려움, 분노 등의 장벽을 넘어서 내 비전을 완벽하게 만들 수 있다.
- 나는 건강하고 선명하게 볼 수 있는 것에 대해 감사한다.
- 안경이 내 시력에서 차지하는 비중은 점점 감소하고 있다.
- 건강하고 생기 넘치고 창조적인 비전이 나를 표현한다.
- 나의 새로운 깨달음은 눈을 통해 나타난다.
- 나는 밤에도 낮처럼 선명하게 볼 수 있다.
- 내 몸을 아끼고 사랑하면 더 선명하게 볼 수 있다.
- 내 마음이 깨끗하고 균형 잡혔을 때 나는 더 많은 것을 볼 수 있다.
- 나는 사랑, 빛, 비전으로 다른 사람들에게 힘을 주고 있다.

몸과 마음을 이완시키기

암시를 통해 몸과 마음을 이완시키도록 훈련하는 것은 이 프로그램의 필수적인 한 부분이다. 훈련된 환자들은 어렵지 않게 몸의 이완을 유도할 수 있을 것이다. 처음에는 새로운 프로그램대로 천천히 특정 암시를 준다. 눈은 다른 기관보다 더 빨리 이완하는 법을 배울 수 있다.

몸을 이완시키는 방법 중 하나는 마음을 달래는 음악을 듣는 것이다. 재즈나 클래식, 피아노, 플루트, 하프, 전자 오르간 연주도 좋다. 요점은 마음의 긴장을 풀어 몸을 이완시키고 심장 박동, 호흡에 영향을 미치는 심리적 요인도 이완시키는 것이다.

궁극적으로 눈과 보는 과정은 이런 이완에 의해 촉진된다. 하루 중 스트레스가 가장 심할 때 자신의 의지로 긴장을 이완시킬 수 있는 것이 2차 목표다.

이 프로그램을 연구하는 동안 나는 '긴장 풀고 보기Relax and See'라는 오디오에 들어갈 멘트를 썼다. 각각 좌우측 눈에 해당하는 여성과 남성의 균형을 맞추기 위해 남녀의 목소리를 함께 사용했다. 내 목소리는 청취자를 이완시킬 것이고, 여자 목소리는 시각과 관련된 긍정적인 말을 한다.

임상 실험에서 측정한 오디오의 효과는 대단했다. 오디오를 들은 사람들은 26분 전체가 끝나기 전에 잠들고 말았다. 환자들은 평균적으로 오디오가 시작되고 12분만에 잠들었다. 그들은 현실같이 선명한 꿈을 꾸었다거나 눈, 몸, 마음에 전반적인 심오한 느낌을 받았다고 보고했다. 이런 증거는 청취자가 잠드는 동안 무의식이 오디오에서 흘러나오는 암시를 계속 기록하고 있다는 사실을 뒷받침한다.

최근 나는 환자들에게 심층적인 설문지를 돌려 그 답에 기초해서 맞춤 오디오를 만들었다.

> "당신의 목소리는 특별합니다. 내 눈이 눈에 띄게 좋아졌습니다. 이제 나는 전보다 두 배나 더 잘 볼 수 있고 더 이상 사시도 아닙니다. 내 안경 도수를 또다시 낮출 날을 기대하고 있습니다."

> "오디오는 정말 빠른 효과를 보여주었습니다. 내 왼쪽 눈은 더 이상 흐릿하지도 않고 피곤하지도 않습니다. 나는 이제 책을 읽을 때도 긴장하지 않습니다."

3단계 프로그램 동안 오디오에 녹음된 제안을 규칙적으로 듣는 것은 긴장을 이완시키는 습관을 만들 것이다. 물론 이 제안이 무의식에까지 기록되면 그 효과는 긴장 이완에만 그치지 않는다.

나는 잠들기 전에 오디오를 듣거나 오디오의 말들을 생각한다. 말은 지식이 되고 생각은 꿈이 되고 내가 찾은 대답은 내 삶의 도전이 된다.

눈에 좋은 음식과 운동

앞으로 몇 개월 동안은 눈이 해야 할 일이 많을 것이기 때문에 시력 향상에 기여할 수 있는 음식을 충분히 공급해주어야 한다. 그러기 위해서는 식단표를 짜서 지켜야 한다.

설령 금지된 음식을 먹었더라도 절대 포기하지 말고 그것을 다양한 음식이 눈에 미치는 영향을 점검해볼 수 있는 기회로 삼아라. 모든 음식은 당신의 몸이 필요로 하는 것이 무엇인지를 알려줄 수 있는 훌륭한 실험 재료다.

내가 연구에 참여한 사람들에게 처방한 음식은 다음과 같다.

프로그램 동안 금지된 음식

- 알코올
- 카페인 함유 음식 또는 음료수
- 카페인이 든 차
- 통조림 식품
- 치즈
- 담배
- 커피
- 약물 의학 치료 제외
- 달걀
- 튀김류
- 과일
- 과일주스
- 아이스크림
- 우유
- 육류
- 당분 함유 식품

• 전분으로 만든 빵

프로그램 동안 권장된 음식

• 하루 한 번 샐러드를 먹는다.
• 채소를 날것으로 또는 날것에 가깝게 살짝 익혀서 하루에 한 번 먹는다.
• 허브차
• 물, 야채주스, 여름에는 야채주스만 먹고 하루 동안 금식금식 전에 의사와 상의할 것한다.
• 고기 대신 생선과 닭고기, 오리고기를 2일에 한 번채식주의자라면 콩을 먹을 것 먹는다.
• 닭, 소, 돼지 등 동물의 간
• 기장, 메밀, 현미
• 뿌리채소 및 녹즙
• 치료용 보조식품

PART 2에서 말한 바와 같이 운동은 혈류를 촉진해서 눈에 영양분을 원활하게 공급하기 위한 효율성을 증가시킨다. 나는 환자들이 다음 운동에서 한두 가지를 선택하도록 추천한다.

눈에 좋은 운동

- 에어로빅
- 캠핑
- 스포츠 댄스
- 스키
- 수영
- 요가
- 테니스
- 라켓볼
- 자전거 타기
- 스케이트
- 조깅
- 산책
- 보디빌딩
- 윈드서핑

자연광 활용하기

눈의 해부학에 관한 대부분의 책은 망막을 떠난 시신경 섬유의 25%가 뇌의 시각 영역으로의 경로를 우회한다고 알려주고 있다. 이 섬유들은 태양 광선을 전기 신호로 변환해서 시상하부와 같은 뇌의 일부로 보낸다고 한다.

시상하부는 몸의 신경계를 조절하고 뇌하수체, 부신피질과 같은 기관의 균형을 맞춰준다. 그리고 우리의 원시의 눈, 또는 제3의 눈이라고 알려진 콩 크기의 송과체는 시상하부를 가로지르는 풀 스펙트럼 백색광에 의해 충전된다. 이 충전은 우리의 기분이나 지각의 정확도에 영향을 미쳐 신경계의 균형을 조절한다고 생각된다.

자연의 풀 스펙트럼 태양광은 몸의 기능을 최소한의 생리적인 상태로 유지시켜준다. 풀 스펙트럼 태양광이 없다면 자율신경계는 내적 조절을 해야 한다. 이 조절은 피로, 나쁜 음식을 먹고 싶은 욕구, 과민함, 우울함 등으로 나타난다. 신경계 최적의 균형을 유지하기 위해서는 자연광을 차단하는 안경, 선글라스, 렌즈 등의 장치 없이 야외에서 하루 30분 이상을 보내야 한다.

날씨가 좋다면 비전 게임을 야외에서 해보라. 불필요한 눈 긴장과 중심와 손상을 피하기 위해 태양을 직접 보지 말고, 물체에 직접 반사되는 눈부신 햇빛도 피해야 한다.

눈을 자연광에 노출하려면 오전 10시 이전이나 오후 4시 이후가 좋고, 지나친 열과 자외선을 피해야 한다.

색깔 응용하기

빨강, 주황, 노랑은 따뜻하고 자극적인 색깔이다. 이 색깔들이 망막을 자극하면 눈의 혈류가 활성화된다. 초록은 조화롭고 균형 잡힌 색깔이다. 사람들은 초록 숲이나 녹색 채소를 볼 때 이와 같이 느낀다. 파랑, 남색, 보라는 눈을 이완시키는 색이다.

색깔들은 부교감 신경계를 활성화시켜 신경계의 긴장을 제거한다. 동공의 크기를 조절하는 홍채근과 초점을 조절하는 섬모체근이 이 신경계의 영향을 받는다는 사실을 기억하라. 긴장을 이완시키는 색깔은 신경계를 재보정해서 근육이 긴장하거나 피로하지 않게 해준다.

야외에서 시간을 보내면서 자연의 색을 많이 보도록 하라. 정원을 걸으면서 다양한 색의 채소를 채취하면서 그것을 먹었을 때 시력을 향상시켜줄 영양과 채소의 색깔을 상상하라. 색을 이용하는 것은 생활방식을 개선해서 시력을 향상시킬 수 있는 하나의 방법이다.

안대를 이용한 시력 향상법

처음 두 단계에서는 두 종류의 안대를 사용할 것이다.

1단계 한쪽 눈에 안대하기

1단계에서는 더 잘 보이는 눈망원경을 볼 때 사용하는 눈을 가린다.

안경을 사용하고 싶다면 안경 위에 종이 조각을 붙여 안대처럼 사용한다.

하루에 4시간 동안 안대를 사용한다. 처음에는 계획을 짜서 안대하는 시간을 점점 늘려보는 것이 좋다. 그리고 개인에 맞게 계획을 짜야 한다.

요리, 운동안전한 환경에서, TV 시청, 세탁, 컴퓨터 작업, 산책, 담화 등을 하는 동안 안대를 할 수 있을 것이다. 비전 게임을 하는 시간도 4시간에 포함시킬 수 있다. 단, 운전할 때는 절대 안대를 해서는 안 된다.

한쪽 눈에 안대하기는 지각과 기억을 자극할 것이다. 당신은 육체적 또는 감정적 반응을 경험할 것이다. 당신의 경험을 '보다 선명한 시력을 위한 단계별 목표' 양식에 기입하라p.147~148 참조. 오른쪽 눈을 가리면 말하는 방식이 변화될 수도 있다. 왼쪽 눈을 가리면 다른 사람이 말하는 것을 듣는 것이 어려울 것이다. 두 눈과 좌우 뇌의 상관관계는 앞에서 언급했다.

안대를 하면 평소만큼 일을 빨리하지는 못하겠지만 눈이 침침한 상태로 일하는 방법을 배울 것이다. 이것은 훈련의 매우 중요한 과정이다. 많은 환자들이 천천히 일하면서 삶의 더 많은 것을 볼 수 있게 된 것을 감사했다.

시간이 되면 안대를 서서히 제거한다. 오랫동안 착용한 안대를 제거했을 때 어떤 일이 일어나는가? 신체적, 감정적 균형에 변화가 있는가? 아마 가려졌던 눈을 통해 들어오는 빛을 즐길 수 있을 것이다.

나는 환자들에게 안대를 스티커로 장식하라고 권한다. 장식된 안대를 하고 사람들이 많은 곳으로 가면 다른 사람들이 무슨 일인지 물을 것이다. 배운 것을 다른 사람과 나눠라. 그러면 더 많은 것을 배울 수 있을 것이다. 그렇지만 남들 모르게 하는 것도 괜찮다.

2단계 두 눈에 안대하기

2단계에서는 두 눈에 안대를 사용한다. 두 눈에 안대를 하는 것은 두 눈의 시력 차가 14% 이하일 때만 효과가 있다. 다른 말로 하면 두 눈 안대를 시작하기 전에 두 눈이 모두 잘 보여야 한다는 것이다. 약시나 사시가 있다면 곧 두 눈 안대를 시작할 수 있다. 이 새로운 안대는 주위를 보는 시력과 선명도를 증진시키기 위해 만들어졌다.

이제 두 눈 안대를 만들어보자. 빳빳한 판지를 7~8cm 정도 크기로 자른 다음, 코에 걸칠 수 있도록 가운데에 삼각형 모양의 홈

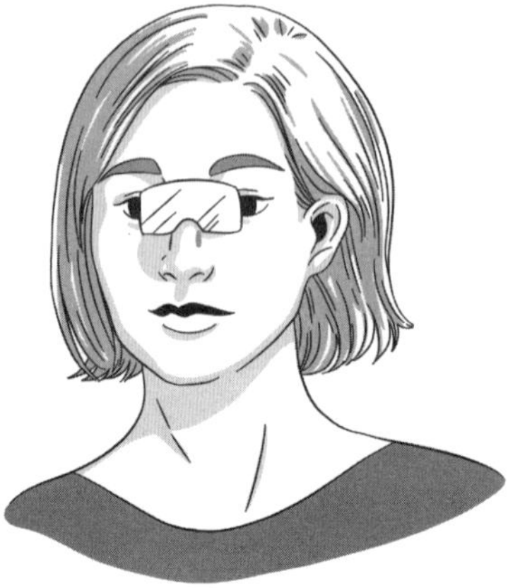

주위를 보는 시력과 선명도 증진을 위한 두 눈에 안대하기

을 만든다. 이것을 시력보완안경에 붙여서 사용해도 된다.

2단계에서는 4시간 동안 교정렌즈 대신에 두 눈 안대를 사용한다. 한 가지 주의할 것은 넘어지거나 다치지 않도록 조심하라는 것이다. 안대를 하고 있는 시간은 게임 시간에 포함될 수 있다. 두 눈 안대를 한 채로 1단계에서 배운 게임을 반복할 수도 있다.

새로운 안대를 가지고 다음과 같은 실험을 해볼 수 있다. 머리를 좌우로 돌리고 어느 한쪽으로 더 잘 보이는지 살펴보라. 당신이 선호하는 눈이 더 잘 보이는가? 이제 고개를 움직여 다른 쪽 눈, 시력이 안 좋은 눈으로 본다. 더 긴장하게 되는가, 아니면 긴장이 풀리는가? 안대를 하지 않았을 때와 비교해서 안대를 했을 때는 어떤 다른 느낌이 드는지 살펴본다.

안대를 장식해서 이목을 끈다든지 공공장소에서 안대를 하는 것에 대해 망설이지 않는 것이 좋다. 사람들은 당신이 하고 있는 프로그램에 순수한 관심을 보일 것이고, 새로운 친구도 사귈 수 있을 것이다.

3단계 안대 없이 비전 게임하기

3단계에서는 양쪽 눈의 협조를 강하게 하기 위해 비전 게임을 하는 동안엔 안대를 하지 않는다. 그렇지만 하루에 4시간씩 한쪽 눈 또는 두 눈에 안대하는 것은 계속해야 한다.

비전 게임

내가 비전 게임이라고 부르는 시력강화운동은 3단계로 이루어져 있고 1개월에서 2년까지 소요될 수 있다. 나는 당신이 시력강화운동을 생활의 일부로 즐기기를 바라기 때문에 이 운동을 비전 게임이라고 부르는 것이다.

시력강화운동 프로그램 전체를 소화할 수 없다면 순서대로 하지 않아도 된다. 예를 들어 개인의 필요에 맞는 게임이 있다면 그것을 집중적으로 할 수도 있다. 게임이 너무 복잡하다면 다음 단계로 넘어가기 전에 전 단계를 할 수도 있다.

운동 2를 할 때는 1을 반복하고, 운동 11을 할 때는 1부터 10까지를 반복하고 11을 한다. 각각의 운동을 마스터하면서 체계적인 방식으로 시력을 좋게 할 수 있다.

1단계를 완성하고 나면 두 눈 안대를 하고 1단계 게임을 반복하면서 2단계 게임을 시작하라. 두 눈 안대를 하고 한 눈 안대의 게임을 하면 두 눈의 시력이 동시에 좋아질 것이다.

3단계에서는 안대 없이 두 눈을 뜨고 1단계, 2단계의 게임을 반복한다. 3단계에서는 두 눈 활동에 반응하는 뇌세포를 훈련시킬 것이다. 3단계에서도 매일 4시간 동안 한 눈 안대 또는 두 눈 안대를 해야 한다는 것을 잊어서는 안 된다.

비전 게임을 할 때는 모든 단계에서 콘택트렌즈나 안경을 사용하지 않아야 한다는 것을 기억하라어떤 경우에는 도수를 낮춘 시력보완렌즈를 사용할 수 있다. 각 운동에 대한 요령을 운동 시작 전에 한 번 읽고 운동하는 동안 한 번 더 읽는다. 2, 3단계는 더 많은 시간이 필요하다는 것을 알고 있어야 하며, '보다 선명한 시력을 위한 단계별 목표' 양식에 운동을 위해 할당된 시간을 기입한다.

독서장애, 눈의 피로, 컴퓨터 관련 눈 긴장, 원시, 근시, 난시 등에 도움이 되는 비전 게임 즉, 시력강화운동은 다음과 같다. 주목하기 바란다. 많은 환자들이 특정 안과 문제에 효과가 있는 개별 프로그램을 선택해서 집중적으로 시행하고 있다. 다음은 이런 경우에 도움이 될 것이다.

특정 안과 문제에 대한 비전 게임

- 원시 : 멀리/가까이 보기원근 조절하기, 근거리 Eye-C 차트 활용하기, 조명 이용하기광안법, 머리띠 게임
- 근시 : 원거리 Eye-C 차트 활용하기, 가볍게 초점 맞추기soft focus, 이미지 게임, 그림 그리기
- 난시 : 그림 그리기, 손바닥으로 눈 마사지하기, 안구 근육 스트레칭, 머리띠 게임
- 눈 불편 : 이미지 게임, 혈점 지압하기, 하품하기, 손바닥으로 눈 마사지하기
- 컴퓨터 관련 눈 긴장 : 멀리/가까이 보기원근 조절하기, Eye-C 차트 활용하기, 초점 이동하기, 손바닥으로 눈 마사지하기
- 독서장애 : 행진하기, 공 흔들기, 줄 게임, 머리띠 게임
- 독서 속도 지연 : 줄 게임, 머리띠 게임, 두 엄지손가락 게임, 원 게임

• 소아 안과 질환 : 손바닥으로 눈 마사지하기, 공 흔들기, 머리띠 게임, 조명 이용하기 광안법, 안구 근육 스트레칭, 행진하기

보다 선명한 시력을 위한 단계별 목표 기록하기

한 단계에서 다음 단계로 넘어갈 때 전반적인 목표를 다시 한 번 살펴봐야 한다. Eye-C 차트 수치, 육체적·감정적 반응, 결과를 매일 기입한다. 그리고 긍정적 확언과 목표를 확인하고 시행 시간을 계획한다. 프로그램을 마쳤을 때는 이에 대한 일기를 가지게 될 것이다.

보다 선명한 시력을 위한 단계별 목표

단 계 : ____________________ 운 동 : ____________________

긍정적 확언 : ____

목표 시행시간 목표

1	______	______	오전 7시	______	오후 5시
2	______	______	오전 8시	______	오후 6시
3	______	______	오전 9시	______	오후 7시
4	______	______	오전 10시	______	오후 8시
5	______	______	오전 11시	______	오후 9시
6	______	______	정 오	______	오후 10시
7	______	______	오후 1시	______	오후 11시
8	______	______	오후 2시		
9	______	______	오후 3시		
10	______	______	오후 4시		

기록

결과

1 ______________________________

2 ______________________________

3 ______________________________

4 ______________________________

5 ______________________________

6 ______________________________

7 ______________________________

		원거리	근거리
Eye-C 차트	오른쪽	______	______
	왼 쪽	______	______
	양 쪽	______	______

육체적 · 감정적 반응

____

____

____

____

____

____

____

1단계 운동

1단계 **운동 1 :** 멀리/가까이 보기(원근 조절하기)

목적

거리에 따른 표적의 확대와 축소로 원근 조절을 향상시킨다.

준비

지우개, 창문, 눈과 먼 물체와 그 사이의 중간 거리에 있는 물체

운동 방법

이 운동은 초점을 근거리에서 원거리로 빨리 이동시키는 것이다. 예를 들어 가까운 붉은 꽃을 보다가 먼 숲을 본다고 상상해보자.

한 눈 안대를 하고 편안하게 앉아 엄지나 검지를 안대를 하지 않은 눈앞에 놓는다. 숨을 깊게 쉬고 공기가 눈으로 들어온다고 상상한다이런 형태의 호흡은 모든 비전 게임에 사용될 수 있다.

손가락을 노려보고 손가락 외의 다른 물체는 다 흐리게 보이는지 확인한다. 손가락을 계속 주시하면서 상하좌우를 살핀다. 주위가 흐리면 흐릴수록 손가락은 선명하게 보일 것이다. 선명한

것은 중심와의, 흐릿한 주위는 망막의 지각에 의한 것이다.

이제 초점을 먼 곳으로 옮긴다. 계속해서 초점을 점점 더 먼 곳으로 옮긴다. 초점을 원근으로 이동시키기를 반복한다. 이번엔 손가락에 초점을 맞추거나 먼 곳을 정해 주시하면서 방 안을 걸어 돌아다니며 사물을 본다.

흐릿한 것은 과거에 본 것과의 연결이라고 생각한다. 자신의 시력이 약하다고 말하는 과거의 기억을 지워야 한다. 뒤에서 앞으로 초점을 옮기면서 과거의 믿음에서 자유로운 새로운 시각을 경험할 수 있을 것이다. 뇌와 눈은 자연치유 능력이 있는 새로운 깨달음을 얻었다고 생각한다.

너무 깊이 많은 것을 생각해서는 안 된다. 별 생각 없이 관찰자의 한 사람으로서 주위를 봐야 한다. 이 운동은 흐릿한 것을 넘어서 세상을 선명하게 볼 수 있게 해준다.

10~20회 호흡하면서 하루에 세 번 정도 이 운동을 반복한다.

머리를 가만히 놔둔 채로 지평선 방향으로 손가락을 이동시키면서 눈으로 손가락을 쫓는다. 손가락 뒤의 물체의 움직임을 본다.

관찰사항

- 주시하고 있는가, 숨을 멈추고 있는가, 눈을 깜빡이지 않는가?
- 위장, 어깨, 목, 뒤통수에 긴장 같은 신체 반응은 없는가?

- 흐릿하게 보이는 것에서 어떤 위험이 느껴지지는 않는가?
- 슬픔, 행복, 즐거움, 공포, 외로움, 분노 등의 감정은 없는가?
- 답답해서 안대를 벗어버리고 싶지는 않은가?

1단계 운동 2 : 손바닥으로 눈 마사지하기

목적

손을 서로 비벼 마찰을 이용한 손바닥의 열로 안구 전체를 따뜻하게 함으로써 안구에 혈액 순환과 산소 공급을 원활하게 해주는 데 목적이 있다.

운동 방법

팔을 자유롭게 하기 위해 팔꿈치를 테이블에 받치거나 가슴에 베개를 대고 편안한 자세를 취한다. 손바닥을 부드럽게 비벼 열을 발생시킨다. 따뜻한 손바닥을 감은 눈꺼풀 위에 댄다. 이때 손바닥으로 눈을 눌러서는 안 되고 눈 주위의 뼈 부분에 부드럽게 갖다댄다.

손바닥이 눈꺼풀과 안구 근육으로부터 긴장을 끌어당기는 자석이라고 상상하라. 추운 겨울에는 안구의 구조물들을 따뜻하게

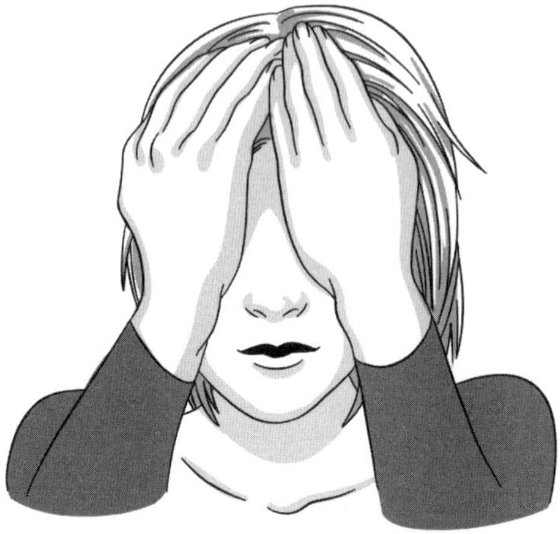

손바닥으로 눈 마사지하기

하는 이불과 같은 것이라고 상상하라.

숨을 쉬면서 손바닥의 온기를 느껴라. 호흡을 할 때마다 건강한 피가 심장으로부터 나와 척추를 따라 뇌로 올라가 시신경을 통해 눈으로 내려온다고 상상하라.

음식의 영양과 산소를 운반하는 건강한 피를 마음속으로 그려본다. 비타민과 미네랄이 눈에 흘러가도록 한다. 비타민 A와 아연은 망막에, B-복합체는 황반과 중심와에, 크롬은 섬모체근에, 비타민 C, E, B_2는 1.0 시력의 완벽한 형태를 재구성하는 수정체에 흘러가도록 한다.

최소 2분 동안 하루에 2~3차례 이렇게 마사지한다. 15분 이상

시행하면 안 되고, 매일 이완운동으로 사용한다.

관찰사항

- 눈을 마사지하는 동안 남색이나 보라색의 색감이 느껴지는가?
- 어두운 색을 생각하는 것과 보는 것 사이에 관계가 있는가?
- 마음의 목소리가 이 게임을 방해하지는 않는가?
- 눈을 마사지하는 동안 호흡을 천천히 할 수 있는가?
- 손을 제거했을 때 흐리게 보이는 것에 대해 어떤 느낌이 드는가?
- 사물이 얼마나 밝게 보이는가?
- 사물이 더 선명하게 보이지 않는가?
- 눈을 떴을 때 시력이 최대한으로 올라간 것 같은가?
- 완벽한 시력으로 보는 듯한 선명한 순간을 기대해도 좋을 것이다.

기억할 사항

운동 1을 계속 반복한다.

1단계 운동 3 : Eye-C 차트 활용하기

목적

마음의 긴장, 긍정적 확언, 음식, 스트레스, 빛이 시각에 미치는 방식을 이해하고 긴장을 이완시킨다.

준비

Eye-C 차트 복사본 2장. 큰 것은 1.5m 거리의 벽에 붙이고 작은 것은 40cm 거리의 벽에 붙인다.

운동 방법

멀리 있는 물체가 잘 안 보이면 원거리 Eye-C 차트를 먼저 사용하고, 가까운 것이 잘 안 보이면 근거리 Eye-C 차트를 먼저 사용한다.

원거리 차트

차트에 충분한 조명을 준다. 햇빛에 가까운 100와트의 조명을 약 1m 거리에 놓고 사용한다. 차트로부터 1.5~6m 거리에 앉거나 선다. 차트 중앙의 문자를 구별할 수 있는 거리를 선택한다. 더 잘 보이는 눈에 안대를 하고 Eye-C 차트에서 어느 정도 크기의 글자가 선명하게 보이는지 살펴본다. 이것은 시험이 아니다. 시력검사표 앞에서 긴장하지 않도록 훈련하는 것이다. 안과의사 앞에서 시력검사를 할 때도 마음을 편안하게 만들어줄 것이다.

볼 수 있는 가장 작은 문자 옆에 있는 숫자와 차트로부터의 거

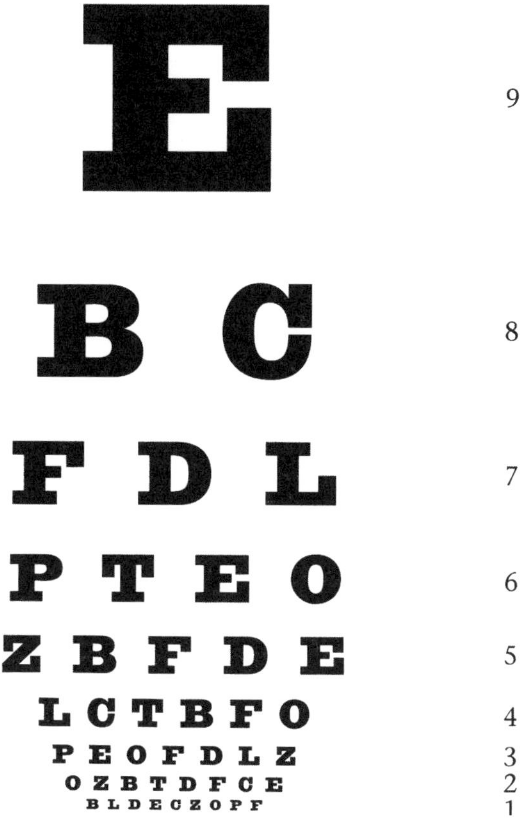

원거리 차트

리를 '보다 선명한 시력을 위한 단계별 목표' 양식에 기입한다. 안대를 한 눈이 어떻게 느끼는지 확인해볼 수 있다.

원거리 Eye-C 차트를 투명한 창문에 붙여 차트의 글씨를 보는 동시에 창으로 비치는 사물을 볼 수도 있다운동 15~19에 자세히 설명되어 있다.

시력강화운동 프로그램의 뒷부분에서 당신은 Eye-C 차트 게임을 통해 더 발전된 기술도 배울 수 있을 것이다.

근거리 차트

60와트 또는 100와트 조명을 차트에서 1m 정도 떨어진 곳에 설치한다. 손끝부터 팔꿈치까지의 길이만큼 떨어진 곳 또는 문자를 선명하게 볼 수 있는 곳에 차트를 붙인다. 더 잘 보이는 눈을 안대로 가린다. 볼 수 있는 가장 작은 글씨의 시력을 검사한다.

게임의 목표는 점점 더 작은 글씨를 볼 수 있게 만드는 것이다. Eye-C 차트에서 볼 수 있는 가장 작은 글씨에 표시된 시력을 재고 차트를 앞뒤로 이동시켜 차트가 눈에 가까워질수록 긴장이 이완되면서 더 선명하게 볼 수 있는지 살펴본다. Eye-C 차트는 약 5분간 사용한다.

Eye-C 차트의 복사본을 몇 개 더 만들어 집과 사무실의 여기저기에 붙인다. 걸어다니면서 차트를 보고 시력을 측정해본다.

E 100

B C 50

F D L 35

P T E O 25

Z B F D E 20

L C T B F O 15

P E O F D L Z 10

O Z B T D F C E 7.5

B L D E C Z O P F 5

근거리 차트

이런 방법으로 눈을 PART 1에서 말한 바이오피드백 장치로 사용할 수 있다.

관찰사항

Eye-C 차트 게임을 하는 동안 멀리/가까이 보기, 손바닥으로 눈 마사지하기, 호흡, 눈 깜빡이기와 같은 앞의 게임도 같이 한다. 그리고 원거리 Eye-C 차트에서 근거리 Eye-C 차트로 초점을 이동시키고 반대로도 해본다.

원거리 차트를 사용하는 동안 검지나 엄지를 눈앞 15cm 거리에 놓고 초점을 이동시킨다. 가까운 곳을 볼 때는 숨을 들이마시고 먼 거리를 볼 때는 숨을 내쉰다. 호흡하는 동안의 느낌은 어떤가? 문자가 선명하게 보이는 순간을 경험할 수 있는가?

Eye-C 차트에서 보이는 것이 문자가 아니라 하얀빛이라고 생각한다. 문자가 어느 정도로 선명하게 보일까 예상하지 말고 이 하얀빛을 받아들인다.

억지로 글자를 더 잘 보이게 만들려고 하면 안 된다. 선명한 순간은 저절로 찾아온다. 억지로 애쓸 필요도 없다. 애쓰는 것은 '선명한 시야'라는 목적을 훼손한다. 의도적으로 노력하는 것은 나쁜 버릇을 더욱 고질적으로 만든다.

1단계 운동 4 : 가볍게 초점 맞추기

목적

가볍게 초점을 맞추어 안구 근육의 수축과 이완을 원활히 조절하여 정확한 초점을 맞추는 데 그 목적이 있다.

준비

원거리와 근거리 Eye-C 차트

운동 방법

멀리/가까이 보기에서와 같이 가볍게 초점 맞추기를 연습하는 동안 차트의 세부를 잘 알아보도록 노력한다. 초점대상은 중심와를 나타내고 주변배경은 망막을 나타낸다. 바라보기seeing와 주시하기looking를 동시에 하는 동안 가볍게 초점 맞추기를 흉내내는 것이다.

이전의 운동들과 달리 가볍게 초점 맞추기는 5초에서 25초 정도의 짧은 시간 동안 할 수 있다. 그러나 이보다 더 오랫동안 눈을 깜빡이지 않는다 하여도 해는 없다. 나는 가볍게 초점 맞추기를 하면서 60초 동안 눈을 한 번도 깜빡이지 않는 환자도 본 적이 있다.

눈을 깜빡이고 나면 선명하게 보이는 부분이 더 가깝게 보이는지 확인해보라. 체계적인 복식 호흡도 중요한 변수다. 호흡을 하는 동안 노려보지 않고도 자연스럽게 볼 수 있을 것이다.

책을 읽고 컴퓨터 작업을 하고 운동을 하는 동안에도 가볍게 초점 맞추기를 할 수 있다. 보통의 도수 높은 안경을 착용하고 있다면 가볍게 초점 맞추기는 지나치게 노려보는 것을 방지하는 데 도움을 줄 수 있다. 이 운동을 하는 동안 마치 안개 속에서 보는 것처럼 지금 보고 있는 세계로 들어간다고 생각한다.

매일 5분씩 시행한다.

관찰사항

처음에는 가볍게 초점 맞추기를 하는 것이 힘들겠지만 마음을 다잡고 난 다음에는 어려움 없이 할 수 있을 것이다. 일, 요리, 청소, 산책, TV 시청 등을 하는 동안에도 가볍게 초점 맞추기를 할 수 있는지 실험해보라. 가볍게 초점 맞추기를 하는 동안 더 균형 잡힌 것처럼 느끼는가?

1단계 운동 5 : 그림 그리기/하품하기

목적

마음의 눈으로 모든 사물을 하얗게 그릴 수 있도록 훈련한다. 턱과 얼굴 근육의 긴장을 풀어주고, 각막을 씻고 부드럽게 하는 눈물을 흘릴 수 있도록 한다.

운동 방법

하품을 시작하라. 우리 문화에서 하품은 안 좋은 버릇으로 여겨진다. 그러나 이 게임에서는 동물처럼 턱을 크게 벌리고 입으로 소리가 나올 정도로 자유롭게 하품할 수 있다. 동물원에서 원숭이와 자유롭게 논다고 생각하고 규제나 남의 눈은 신경 쓰지 마라.

눈물이 볼을 타고 흘러내릴 때까지 하품을 계속한다. 눈물이 나올 때 눈의 독소도 같이 나오고 영양분은 들어간다고 상상한다. 잠시 후 긴장이 이완되면서 선명하게 보이는 순간이 더 자주 나타남을 알 수 있을 것이다.

이번엔 눈을 감고 코끝에 붓이 있다고 상상한다. 머리를 움직여 아무것이나 원하는 그림을 그려본다.

처음에는 하얀색 물감만으로 그림을 그린다고 상상한다. 침대, 거실, 직장 어디서든지 마음의 눈으로 모든 사물을 하얗게 그릴 수 있을 것이다.

Eye-C 차트를 그린다고 상상해보자. 마음의 눈이 차트에서 나오는 하얀빛을 느끼고, 이 하얀빛이 두 눈과 제3의 눈앞이마에 있는 가상의 눈으로 들어오는 느낌을 경험하라.

하품을 여러 번 하는 것이 이 하얀색을 보는 데 도움을 줄 것이다. 이 두 게임에 5~10분 정도 투자한다.

그림 그리기는 모든 색의 빛이 혼합된 태양의 백색광을 즐기는 법을 알려줄 것이다. 또한 이 게임은 하얀색을 보는 것에 친숙해지도록 해줄 것이다. 2단계에서도 느끼겠지만 백색광은 자연 치유 효과를 가진다.

하루에 몇 번이나 하품을 하는지 세어보라. 버스나 전철을 탔

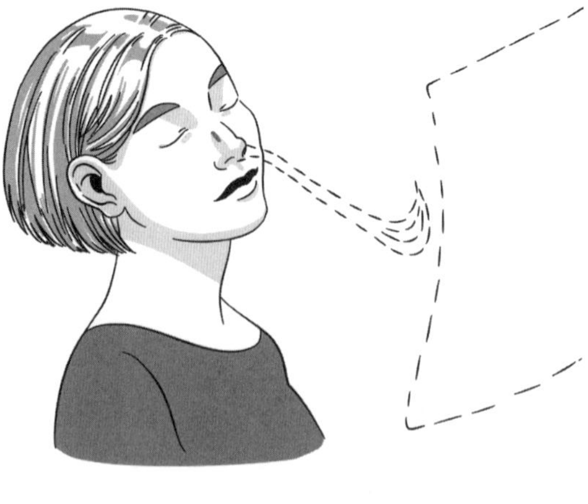

상상하며 코끝으로 그림 그리기

을 때 눈을 감고 주위 사람들의 얼굴을 상상하고 흰색으로 그려본다. 신호대기에 걸릴 때도 하품을 한번 크게 해보자. 마치 얼마나 크게 하는지 점수를 매기는 것처럼.

관찰사항

Eye-C 차트 앞에 앉는다. 하품을 한번 하고 2~3분간 흰색으로 그림을 그린 후, 차트의 글씨를 다시 한번 본다. 더 선명하게 볼 수 있는가? 마음의 긴장이 풀리는가?

뇌에 가능한 한 빨리 더 선명하게 보고 싶다고 얘기한다.

1단계 운동 6 : 공 흔들기

목적

뇌의 모든 부분을 동시에 반응하게 하여 뇌를 활성화시키고 통합시킨다.

준비

직경 7~8cm의 부드럽고 색깔 있는 공을 5m 정도 되는 줄에 매단다.

기억할 사항

1단계에서는 한 눈 안대, 2단계에서는 두 눈 안대를 사용하고 3단계에서는 안대를 사용하지 않는다는 것을 기억한다.

운동 방법

카펫이나 이불, 침대에 편안하게 눕는다. 줄에 매단 공이 눈 바로 앞에 위치하도록 눕는다. 몸이 전체적으로 이완되었는지 확인한다.

공을 주시하고 공 주위도 둘러본다. 공을 보는 동안 눈이 방 안 여기저기를 볼 수 있게 한다공은 중심와를, 주위 공간은 망막을 나타낸다는 사실을 기억한다.

앞에서 익혔던 멀리/가까이 보기와 다른 게임에서와 같은 지침을 따른다. 공에서 천장으로 초점을 옮기면서 호흡하라. 점점 더 많은 공간이 초점으로 들어온다고 상상한다.

이 운동은 중력의 영향 없이 익힐 수 없다. 나중에는 서 있을 때도 같은 것을 반복한다.

이번에는 공이 머리에서 발까지 흔들릴 수 있도록 공을 부드럽게 밀어준다. 리듬감을 살리기 위해 바로크 음악을 사용할 수도 있다. 나는 비발디의 〈사계〉를 좋아한다.

호흡과 흔들리는 공을 쫓아다니는 눈의 움직임이 일치하도록

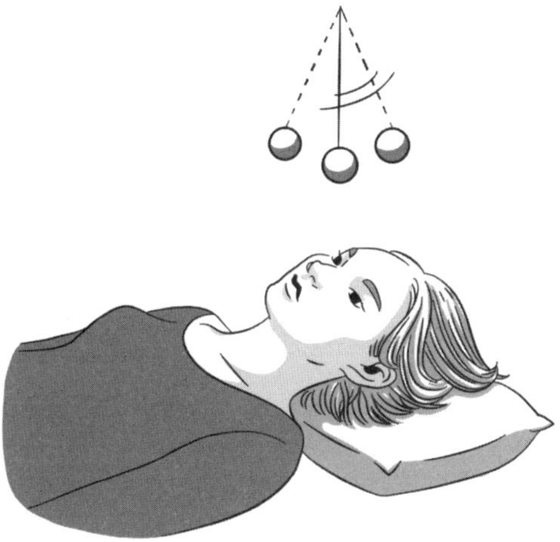

전뇌 활성을 위한 공 흔들기 게임

조율한다. 목표는 눈과 마음의 긴장을 푸는 것이다. 가슴과 위에서 벅찬 느낌을 받을 수도 있다. 이 단계를 몸과 마음이 완전히 이완될 때까지 반복한다.

이 운동을 하는 동안 몸과 감정이 좀 더 심오해지는 느낌을 받을 것이다. 나는 공의 상하운동이 몸의 일곱 에너지의 중심인 차크라chakras에 영향을 미친다고 믿는다. 이 이론에 따르면 눈이 공을 따라다니면서 눈의 움직임이 공의 위치에 해당하는 중심에 에너지의 흐름을 투사한다.

예를 들면 공이 심장부분에 있을 때 눈은 그 방향을 향하고 심장 차크라와 연관된 에너지 센터가 자극된다는 것이다. 나는 이 운동을 5분 동안 하고 나서 몸, 마음, 영혼, 눈이 더 깊은 관계를 가진 것처럼 느꼈다.

다음 단계에서는 가리지 않은 눈의 좌우로 움직이는 공을 본다. 눈의 좌우운동은 양쪽 대뇌 반구의 동시작용을 도와줄 것이다. 연구에서 눈이 왼쪽을 볼 때 우뇌가 자극되고 오른쪽을 볼 때 좌뇌가 자극된다는 것을 보여주었다. 눈을 가운데로 모으는 것은 뇌의 통합작용을 강하게 한다.

멀미 환자들이 이 운동으로 많은 도움을 받았다. 어떤 독서장애 환자는 이 운동을 하면서 "눈이 취한 것 같다."고 말했다.

20~50회 호흡하는 동안 반복한다. 좌우운동을 하는 동안 눈이 매우 부드럽게 움직이고 있음을 느껴야 한다. 공의 움직임과 호흡도 일치해야 한다.

때때로 초점을 천장에서 공으로, 공에서 천장으로 이동시킨다. 얼마나 빨리 초점을 이동시킬 수 있는가?

이것을 숙지하고 나면 다른 변수도 추가한다. 공이 오른쪽으로 가면 "오른쪽"이라고 말하고 왼쪽으로 가면 "왼쪽"이라고 말한다. 전체적인 흐름을 편안하게 느낄 수 있을 때까지 반복하고 힘들이지 않고 할 수 있다는 자신감을 가진다.

이제 반대로 말한다. 공이 오른쪽으로 가면 "왼쪽"이라고 말하고 왼쪽으로 가면 "오른쪽"이라고 말한다.

이것도 마스터하고 나면 눈이 왼쪽으로 갈 때 왼팔을 들고 "오른쪽"이라고 말하고 오른쪽으로 가면 오른팔을 들고 "왼쪽"이라고 말한다.

게임이 매우 복잡해서 높은 수준의 기억력, 연산력, 눈 건강 등을 필요로 한다고 생각할 수도 있지만 기억할 수 있는 것은 볼 수도 있다는 사실을 기억하라.

또 다른 도전을 할 준비가 되었다면 이번에는 영어 단어 하나를 고른다. 공이 왼쪽으로 가면 팔을 움직이지 않고 그 단어의 첫 번째 스펠링을 말하고, 공이 오른쪽으로 가면 두 번째 스펠링을 말한다.

머리의 움직임보다는 눈의 움직임에 주의를 기울인다. 나는 환자가 단어를 생각할 때 눈의 움직임이 멈추는 경향이 있다는 사실을 발견했다. 여하튼 시력이 일정 수준으로 좋아지면 팔과 다리의 운동도 포함시킨다.

마지막으로 두 단어를 고른다. 오른쪽에서 단어 하나를 말하고 왼쪽에서 다른 단어를 말한다. 예를 들어, 두 단어가 텍사스Texas와 오리건Oregon이라면 왼쪽에서 텍사스, 오른쪽에서 오리건을 말하는 것부터 시작한다. 공이 오른쪽으로 가면 O라고 말하고, 왼쪽으로 가면 T라고 말한다. 이것은 높은 수준의 기억력, 주의 집중력, 연산력, 상상력을 요구한다. 나중에는 여기에 오른팔, 왼팔의 움직임을 더한다. 다시 한번 근육 이완을 사용하거나 록 음악을 들으면서 분위기가 산만한 상태에서 해본다.

목표는 시끄러운 음악을 들으면서 산만한 상태에서 스펠링을 대고 팔다리를 움직이면서 공 흔들기 게임을 잘 해내는 것이다. 이 모든 것을 잘할 수 있게 되면 서서 눈과 닿을 정도의 높이에 공을 두고 게임을 한다. 이 시점에서 눈과 뇌가 동시에 작용할 수 있다면 이 과정을 별 긴장 없이 할 수 있을 것이다.

관찰사항

게임을 하면서 공 뒤에 있는 배경도 볼 수 있는가? 새로운 게임들을 긴장 없이 익힐 수 있는가? 어지럽거나 속이 메스껍거나 방향이 헷갈리지는 않는가?

시력이 모든 단계를 소화할 수 있는 수준이 안 된다면 바로 다음 단계로 넘어가지 말고 앞의 단계를 반복하면서 시간을 충분히 사용하는 것이 좋다.

앞에 했던 게임들을 순서대로 자유롭게 반복해도 된다. 눈이 당신에게 휴식을 취하라고 말할 수 있게 하라. 예를 들어 공 흔들기 게임이 잘 안 된다면 손을 비벼 눈 마사지를 한다. 이것이 운동을 다시 시작하고 싶을 만큼 충분한 이완감을 주는가?

마지막으로 이 새로운 깨달음을 일상생활에 적용할 수 있다.

만약 특별한 사정이 생기거나 일이 너무 힘들어 새로운 게임을 익히는 게 어렵거나 눈이 자꾸 침침해지는 증상을 경험하면 하나 또는 몇 개의 비전 게임에만 집중한다. 3단계 마지막에서 시력강화운동은 일상생활에 완전히 통합된 한 부분이 될 것이고, 새로운 기술도 알게 될 것이다.

1단계 운동 7 : 초점 이동하기/스캐닝하기

목적

눈 움직임이 이완된 상태로 더 넓은 세상을 볼 수 있도록 만들어준다는 인식을 강화한다.

운동 방법

이것은 한 눈 안대를 사용하는 마지막 비전 게임이다. Eye-C 차트, 책, 친구 얼굴, 창밖의 풍경, TV를 사용한다.

왼쪽, 오른쪽 시야에서 각각 하나의 점을 선택한다. 호흡을 하면서 두 점 사이에서 초점을 원근으로 이동시킨다. 그리고 손바닥으로 눈 마사지하기, 가볍게 초점 맞추기, 멀리/가까이 보기 등도 더한다.

긴장 없이 눈을 움직이는 것이 어떤 느낌인지 경험하라. 이 게임은 노려보고 긴장하는 버릇을 고쳐줄 것이다. 호흡을 20회 하는 동안 두 점 사이에서 초점 이동을 계속하라.

사람의 얼굴을 이용한다면 귓불에서 눈썹, 턱, 눈, 코, 볼 등으로 초점을 이동시킨다. 이 운동은 컴퓨터 작업을 할 때 특히 유용하다. 컴퓨터가 데이터에 접근해서 데이터를 처리하는 동안 당신의 눈은 모니터의 점들 사이를 이동할 수 있다.

컴퓨터 모니터 뒤나 옆의 벽 또는 창문에 Eye-C 차트를 부착한다. 모니터에서 Eye-C 차트로 초점을 이동시키면 시력의 변화를 바로 알 수 있을 것이다. 차트가 흐리게 보인다면 손바닥으로 눈을 마사지한다.

다음 단계는 눈을 뜬 채로 그림을 그리는 스캐닝이다. 스캐닝은 그림 그리기와 같이 눈을 이동시키는 것인데 그림 그리기에서는 붓을 상상하면서 머리를 주로 움직였지만 스캐닝은 상상의 붓 없이 이루어진다. 앞의 그림 그리기 게임을 사용해서 Eye-C 차트, 친구 얼굴, 그림, 창밖 풍경, 컴퓨터 모니터, 책 등을 스캐닝한다.

초점 이동과는 달리 스캐닝은 부드러운 과정이다. 처음에는 호흡이 좀 열어질 것이다. 그러나 스캐닝하는 동안 편하게 흘러가는 느낌을 가지는 것이 목표다.

초점 이동하기와 스캐닝하기에서는 공 흔들기에서 얻은 깨달음과 가볍게 초점 맞추기에서 얻은 느낌을 결합시킨다.

매일 5분 동안 2~3회 반복한다. 다른 게임과 같이 원하는 만큼의 시간을 투자해도 된다.

관찰사항

열은 호흡과 너무 애쓰는 것을 주의하라. 자세를 관찰하라. 나는 환자들이 이 게임을 하는 동안 자꾸 몸을 앞으로 기대는 경향이 있다는 것을 발견했다.

초점 이동하기와 스캐닝하기에서 얻은 깨달음을 일상생활에 응용할 수 있는가? 줄을 서고 신호대기하고 대중교통을 타고 요리, 청소, 면도, 화장을 하면서도 이 게임을 할 수 있어야 한다.

Eye-C 차트를 보고 오른쪽에서 왼쪽으로 초점을 이동시킬 때 Eye-C 차트로 측정한 시력은 어떻게 되는가?

차트의 문자를 스캔하고 흰색으로 그 모양을 그리고 그 흰색이 눈에 들어오게 할 수 있는가? 더 세부적인 것들도 볼 수 있는가?

이러한 차트는 2차원적으로 인식되기 때문에 눈이 긴장될 수도 있다. 3차원적으로 볼 때만 균형 잡힌 시력을 찾을 수 있다. 눈의 움직임이 자연스럽지 못하다면 초점 이동과 스캐닝을 시작하라.

2단계 운동

2단계 운동 8 : 코 연필 게임

목적

눈을 감고 머릿속으로 그림을 그리는 과정을 눈을 뜨고 보는 세상에도 적용시킨다.

운동 방법

두 눈 안대를 하고 몇 분 동안 걸으면서 새로운 지각방식을 조절한다. 양쪽이 똑같이 잘 보이는가, 아니면 어느 한쪽이 더 잘 보이는가? 어느 한쪽이 더 잘 보인다면 더 잘 보이는 눈이 1단계에서 가렸던, 더 잘 보이는 눈인가?

필요하다면 머리를 조절해서 잘 안 보이는 눈으로 보도록 하라. 이제 각기 다른 조건에 어떤 눈을 사용할지 선택할 수 있을 것이다.

두 눈 안대를 하면 두 눈을 통해 보는 것이 어려울 수도 있다. 그렇다면 잘 안 보이는 눈으로 보고 나중에 두 눈으로 본다. 책을 읽을 때는 양쪽이 각각 1.5mm 정도 짧은 또 다른 두 눈 안대를 사용하면 더 쉽게 볼 수 있다.

이제 코끝의 붓을 다시 한번 떠올려보자. 하얀색으로 그려진 그림의 이미지를 생각해보자. 그림이 완전히 하얗게 되면 코끝의 연필을 상상한다. 눈을 뜨고 연필이 어떤 색깔도 될 수 있다고 상상한다. 그리고 빈 벽에 기분이 좋아지는 새로운 그림을 그린다. 방의 모퉁이, 창을 통해 보이는 풍경, 벽의 가구 등을 스케치한다.

목표는 마음의 눈이 육체의 눈을 인도하도록 훈련시키는 것이다. 코 연필 게임은 매일 5분씩 반복한다.

관찰사항

다른 거리에 초점을 맞추면서 코 연필을 사용할 수 있는가? 눈과 안구 근육에 긴장이 있는가? 코 연필 게임에 가볍게 초점 맞추기를 적용하고 초점 이동하기와 스캐닝하기도 동시에 해본다.

보기가 편한 한쪽 눈이 있는가? 두 눈을 통해 보는 것을 계속 유지할 수 있는가?

2단계 운동 9 : 조명 이용하기(광안법)

목적

빛을 안구 주위에 쪼여 혈액 순환을 원활히 하고 시세포들의 활동을 높여 시력 향상에 도움을 준다.

기억할 사항

햇빛을 이용하는 것이 이상적이지만 이른 아침이나 늦은 오후가 아니면 직사광선을 쬐는 것이 오히려 눈에 해롭기 때문에 60와트 또는 100와트의 청색 교정 백열등을 이용해도 좋다. 이 조명을 이용하면 이 게임을 실내에서도 할 수 있다.

운동 방법

편안하게 앉거나 선다. 눈을 감고 햇빛이나 조명등을 쳐다본다. 두 눈 안대가 빛의 일부를 가리기는 하겠지만 눈 외부에 따뜻함은 느낄 수 있을 것이다.

따뜻함을 느끼는 동안 빛의 백색 광선이 자신을 비추고 있다고 생각한다. 몸이 투명하다고 상상하고 빛이 몸 안으로 들어온다고 생각한다. 빨주노초파남보, 모든 색의 빛을 생각한다.

빛을 흡수하고 이것을 평소에 꼭 보고 싶어했던 그림으로 바꾼다 목적과 목표를 상기한다. 눈을 감은 채 눈동자를 조금 움직인다. 이제 맑은 날에 해변으로 떠나는 여행을 상상하자. 머리를 좌우로 움직여 감은 두 눈이 눈꺼풀을 통해 빛에 충분히 노출되도록 한다. 눈의 치유에 이로운 모든 파장의 빛을 받아들이도록 제3의 눈이

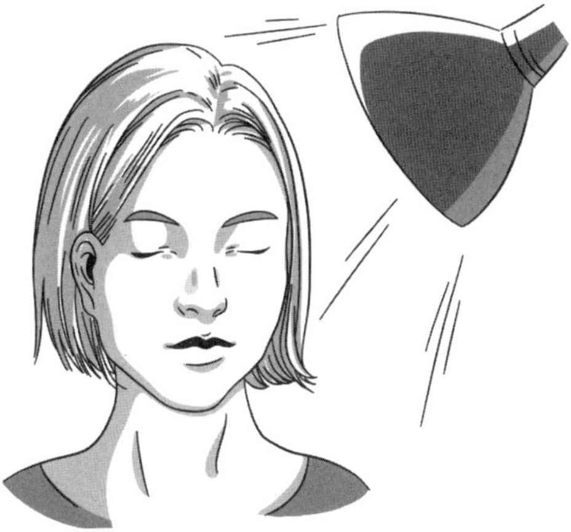

눈과 뇌가 빛을 즐기게 하는 광안법

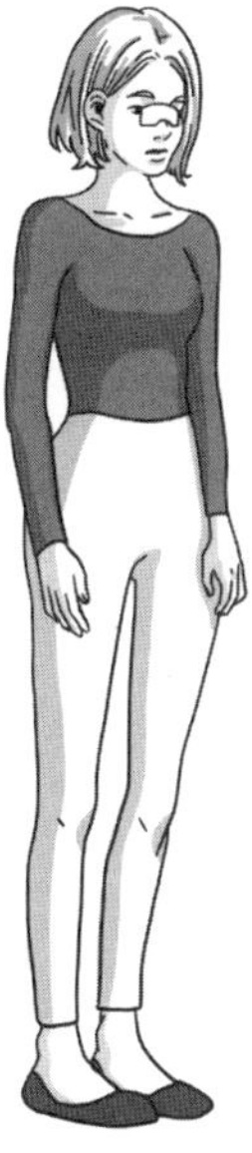

두 눈에 안대를 대고 하는 광안법

꽃을 피우기 시작하는 꽃망울처럼 활짝 열려 있다고 생각한다.

빛은 눈으로 들어온 고무공처럼 망막을 튕기면서 돌아다니고 망막의 간상체와 추체를 자극한다고 상상한다.

제3의 눈 뒤의 송과체가 건강한 빛을 받아들인다고 생각한다. 배터리를 충전하는 것처럼 송과체는 당신이 선택한 색으로 채워지면서 달아오를 것이다. 이 충전은 제3의 눈을 통해 세상을 볼 때 방전된다.

이 느낌을 경험하면 머리를 앞뒤로 돌리면서 한두 번 눈을 깜빡인다. 빛이 눈으로 들어오는 것을 즐긴다. 눈을 깜빡이면서 동공이 열리고 닫힌다고 상상한다. 동공 크기가 변함에 따라 홍채근이 운동하는 것을 즐긴다.

매일 50~100회 반복한다. 컴퓨터 작업을 할 때는 2시간마다 한 번, 1분 정도 이 게임을 즐긴다. 그리고 이 단계에서는 두 눈 안대를 하고 한 눈으로 읽는다. 시력이 안 좋은 쪽의 눈으로 읽는 것을 실험한다. 눈으로부터 30~40cm 떨어진 촛불에서 잡지나 책을 읽는다.

눈에 긴장을 느끼면 읽기를 그만두고 손바닥으로 눈 마사지하거나 멀리/가까이 보기를 한다. 10회 호흡하는 동안 가까운 데 초점을 맞췄다가 먼 데 초점을 맞춘다. 가까운 데 초점을 맞췄을 때의 느낌은 어떤가? 안구 근육이 당겨지는 느낌이 있는가? 다른 사람에게 눈이 같이 움직이는지 봐달라고 부탁한다.

관찰사항

이 게임을 익히고 나면 자신도 모르는 사이에 조명과 눈의 관계가 변해 있음을 알 수 있다.

조명은 원시의 두 가지 변형에 특히 도움이 된다. 이 게임은 노안老眼 : 나이가 들어 작은 글자를 읽지 못하는 원시이 온 눈이 동공을 작게 만들어 초점의 깊이를 증가시키도록 도와준다. 또한 섬모체근이 초점을 조정하도록 도와준다. 이 게임은 초점을 맞추는 근육의 긴장을 이완시켜 보통의 원시에도 도움이 된다.

2단계 운동 10 : 다이내믹 영상 게임

목적

몸을 움직이면서 전체적으로 이완시켜 한 곳에 집중하지 않고 눈을 자유롭게 한다.

운동 방법

편안하고 헐렁한 옷을 입는다. 두 눈 안대를 하고 발을 어깨너

비만큼 벌리고 꼿꼿이 선다.

눈을 감고 어깨, 엉덩이, 머리를 좌우로 돌린다. 몸을 흔드는 동안 팔에 힘을 빼고 다음 그림과 같이 몸을 휘감도록 자유롭게 놔둔다. 골프 스윙할 때처럼 몸이 왼쪽으로 돌면 오른쪽 발도 따라 돌아 발꿈치가 떨어지도록 한다. 이런 방식으로 10분간 계속 반복한다.

어지럽거나 넘어지면 딴생각을 하고 있지는 않은지 점검한다. 마음이 평온하다면 균형도 완벽할 것이다. 호흡하면서 숲과 나무

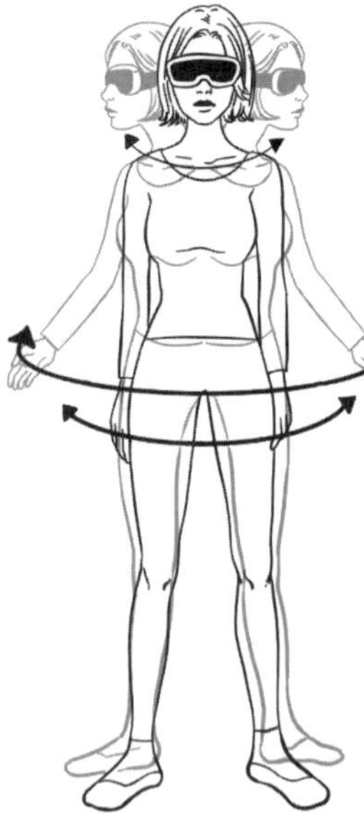

몸을 휘감듯이 자유롭게 흔들며 하는 다이내믹 영상 게임

와 바다를 그린다. 몸이 리듬감 있게 움직이는 것을 느낀다. 가을에 낙엽이 떨어지듯 모든 생각을 떨쳐버린다.

이 단계를 숙지하고 나면 눈을 감고 초점을 눈꺼풀에 맞춘다. 감은 눈꺼풀을 뚫고 볼 수 있다고 상상한다. 무엇이 보이는가?

회전목마를 타고 있는 것처럼 빙글빙글 도는 방 안의 광경을 마음속으로 그릴 수 있는가? 이 게임을 하면서 세상의 먼 곳도 선명하게 볼 수 있다고 생각한다.

지각을 더 넓히기 위해 눈이 투시력을 가지고 있다고 생각한다. 도시, 나라, 지구를 가로질러 우주까지 볼 수 있다고 생각한다. 이렇게 생각하는 동안에도 몸을 움직이는 것은 계속해야 한다. 그림이 흐릿해지기 전에 얼마나 멀리 볼 수 있는가?

눈을 뜨고 이 게임을 계속한다. 처음에는 몸을 흔들면서 안대에 초점을 맞춘다. 눈을 감고 눈꺼풀을 투시하려 했던 것처럼 안대를 투시하는 것을 시도한다. 점차 안대의 옆을 보기 시작한다.

목표는 눈이 완전히 고요한 상태를 느끼는 것이다. 눈은 머리, 어깨, 엉덩이와 협조하며 움직인다. 게임은 단계별로 진행되어야 한다. 다음 단계로 가기 전에 전 단계를 완전히 몸에 익혀야 한다.

관찰사항

눈의 불필요한 움직임이 없는지 다른 사람한테 눈을 봐달라고 부탁한다. 긴장이나 피로를 느끼면 짧은 시간 동안 흰 그림 그리기나 초점 이동하기 또는 스캐닝을 한다.

1단계부터 이 운동까지 모든 운동을 통합한다. 바흐의 〈브란덴부르크 협주곡〉이 이 게임에 적합한 템포의 음악이다. 다른 음악을 시험해보는 것도 좋다. 이 게임을 하고 나서 Eye-C 차트는 어떻게 보이는가? 안대를 벗었을 때 바라보는 것seeing과 주시하는 것looking에 어떤 차이가 있는가?

2단계 운동 11 : 안구 근육 스트레칭

목적

이완된 상태로 있는 동안 긴장을 덜기 위해 안구 근육을 스트레칭하는 방법을 숙지한다.

운동 방법

두 눈 안대를 하고 손은 무릎에 대고 발을 바닥에 붙이고 편안하게 앉는다. 호흡을 깊게 몇 번 하고 숨을 들이쉴 때 눈을 위로 스트레칭한다. 무리하지 않는 수준에서 최대한 높이 스트레칭하는 게 목표다.

숨을 멈추고 내쉴 준비가 되면 안구 근육을 아래로 스트레칭하면서 숨을 내쉰다. 호흡을 3회 하는 동안 이 상하운동을 반복한다. 그런 다음 좌우운동도 더하고 위로 갔을 때는 왼쪽으로, 아래로 갔을 때는 오른쪽으로 안구 근육을 스트레칭한다. 눈이 가는 방향의 시야도 확인한다.

이 모든 방향의 운동을 완성하고 나면 호흡을 반대로 한다. 즉, 눈이 위로 올라가면 숨을 내쉬고 아래로 내려가면 숨을 들이마신다. 안구 근육 스트레칭을 하루 3~6회 반복한다. 운동, 요리, TV

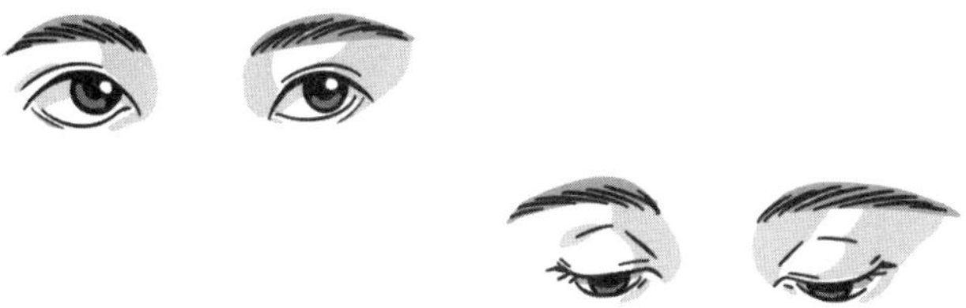

상하로 하는 안구 근육 스트레칭

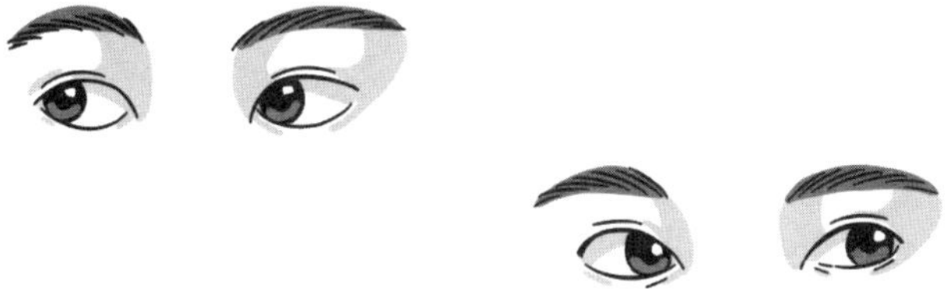

좌우로 하는 안구 근육 스트레칭

시청, 독서, 컴퓨터 작업, 보행 등을 하는 동안에도 할 수 있다.

관찰사항

처음 운동을 할 때에는 긴장이 있는 특정 근육을 느낄 수 있을 것이다. 하지만 운동을 계속하면서 긴장이 풀리는 것도 느낄 수 있을 것이다.

안구 근육 스트레칭 후에 Eye-C 차트로 시력을 검사해본다. 안구 근육 스트레칭 후에는 눈을 부드럽게 감고 살며시 눌러준다.

2단계 운동 12 : 행진하기

목적

뇌, 눈, 몸이 전뇌 기능으로 동시에 협조하면서 작용하도록 훈련한다.

운동 방법

팔을 옆으로, 어깨는 뒤로, 다리는 모아 꼿꼿이 선다. 공간의 한 점을 정하는데 창밖이면 더 좋다. 두 눈으로 안대의 구석을 본다.

자신이 군인이라고 상상하면서 게임을 시작한다. 왼쪽 다리와 팔을 동시에 앞으로 뻗고 나서 오른쪽도 마찬가지로 한다. 이 행진을 50회 호흡하는 동안 반복한다. 좀 빠른 속도로 걸으면서 호흡도 걸음에 맞춰 한다.

이것을 몸에 익히고 나면 몸을 왼쪽으로 움직일 때 눈을 왼쪽으로 움직이고 몸을 오른쪽으로 움직일 때 눈을 오른쪽으로 움직인다. 처음에는 쉽지 않을 것이다.

이 단계를 숙지하고 나면 이번에는 콧노래를 더한다. 해변, 산, 숲을 거니는 마음처럼 이완된 상태로 게임을 하는 것이 목표다.

다음에는 또 한 단계 높인다. 왼쪽 팔과 오른쪽 다리를 동시에 움직인다. 이것은 전통적인 보행 방법이다. 처음에는 앞만 보고 걷다가 나중에 눈의 움직임, 콧노래, 스펠링 대기도 더한다.

관찰사항

나는 창밖의 새를 보면서 작은 트램펄린 위에서 행진한다. Eye-C 차트를 앞에 붙여놓고 안대를 쓴 채 행진하면서 글자를 본다. 그리고 행진하면서 흰 그림을 그린다. 시끄러운 음악을 들으면서도 부드럽게 행진할 수 있게 한다.

이 게임은 독서장애를 가진 사람의 눈 건강에 특히 유용하다.

비전 게임을 재미있게 하지 못하는 단 한 가지 제약은 상상력의 부족이라는 사실을 깨닫기를 바란다.

2단계 운동 13 : 혈점 지압하기

목적

침을 놓는 자리인 경혈經穴을 손가락의 압력과 마사지를 사용해서 자극한다지압은 손가락의 압력으로, 신경과 에너지 포인트를 자극한다. 한의사가 자극을 위해 침을 놓는 것과 같은 과정이다.

운동 방법

혈점을 지압할 때는 안대를 하지 않는다. 머리와 눈에 상응하는 경혈인 합곡에서 시작해보자. 이 점을 자극하면 두통이 경감된다. 왼손의 엄지와 검지를 오른손의 엄지와 검지 사이의 근육 부분에 놓는다. 그림과 같이 왼손 엄지를 오른손 손등 쪽에, 검지를 오른손 손바닥 쪽에 놓는다. 왼손인 경우에도 마찬가지다. 엄지와 검지에 압력을 가하면서 합곡혈을 자극한다. 양쪽 손을 번

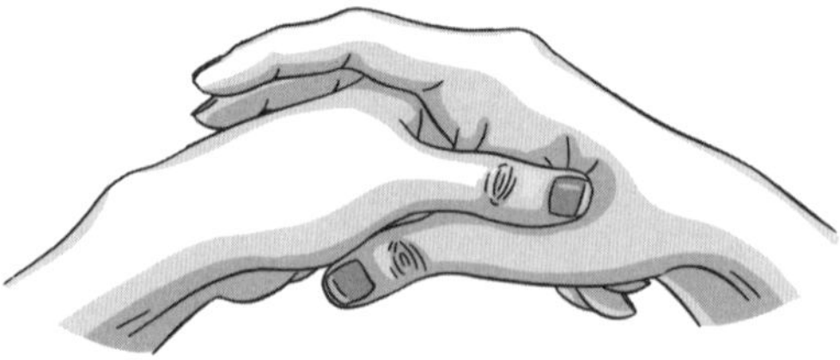

합곡혈 지압하기

갈아가며 10~20회 호흡하는 동안 자극한다.

천응혈 지압은 Eye-C 시력을 증가시키는 데 도움이 된다. 엄지를 사용해서 양 눈썹 바로 아래 들어간 부분에 압력을 주고 다른 손가락들은 앞이마에 놓는다. 약간의 불편이 느껴질 때까지 압력을 가한다.

정명혈은 눈과 코 사이의 약간 들어간 곳에 있다. 엄지와 검지로 이 점을 자극하면 긴장으로 인한 압박감을 덜어준다.

태양혈은 일명 관자놀이라고도 한다. 태양혈 지압은 편두통에 효과가 있다. 검지를 대고 호흡을 10~20회 하는 동안 누른다.

눈썹과 눈 주변의 볼을 그림과 같은 방향으로 자극한다. 눈썹 마사지는 눈 긴장으로 인한 협착을 줄이고, 눈 주변의 볼 마사지

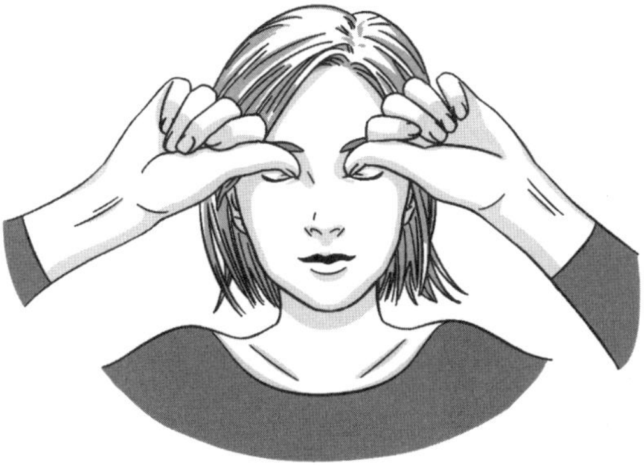

천응혈 지압하기

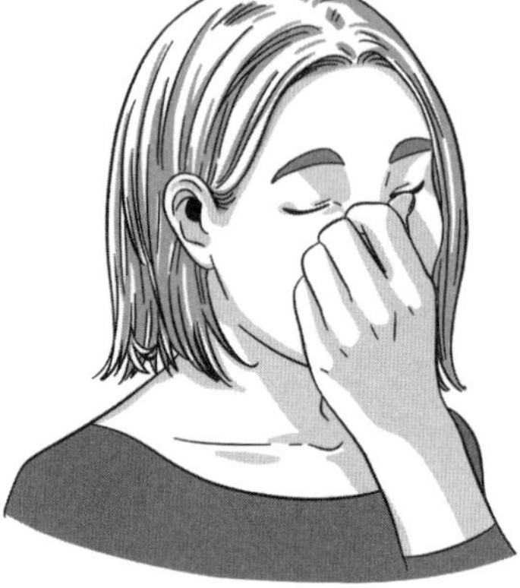

정명혈 지압하기

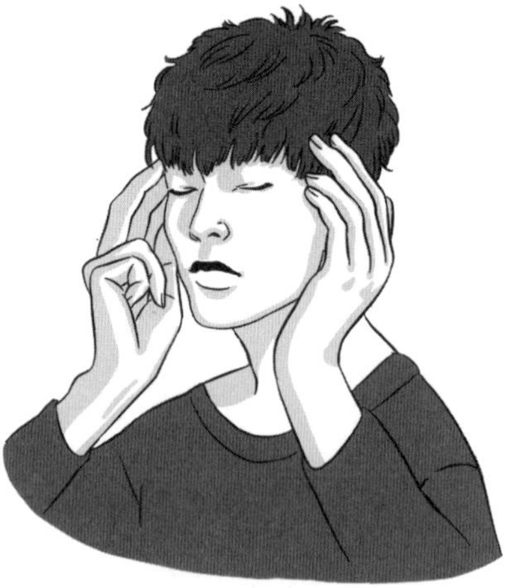

태양혈 지압하기

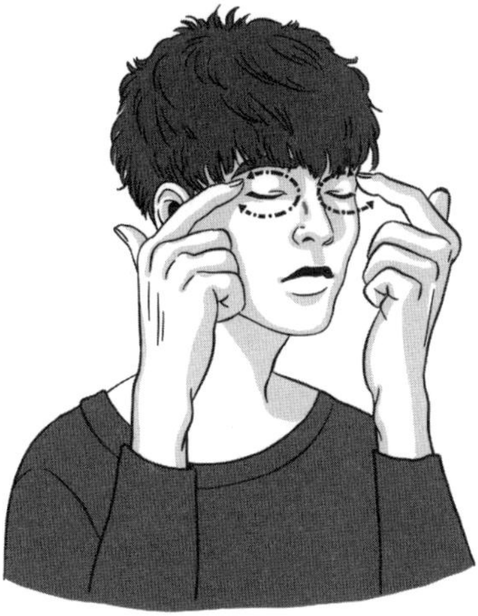

눈 주변 마사지하기

는 부비동비강 주위를 둘러싸는 얼굴 뼈 안의 공기로 찬 공간을 깨끗하게 해서 좀 더 쉽게 호흡할 수 있게 한다.

관찰사항

혈점을 지압하면서 Eye-C 차트를 사용한다. 게임 후의 전반적인 느낌은 어떤가?

긴장을 덜어주는 데 가장 효과적인 경혈을 알아본다.

2단계 운동 14 : 어깨와 목 마사지하기

목적

긴장을 덜고 눈의 혈액 순환을 개선한다.

운동 방법

다른 사람과 함께 할 때 최대의 효과를 얻을 수 있지만 혼자 할 수도 있다. 혼자 할 경우 왼쪽 손을 오른쪽 어깨에 놓는다. 네 손가락을 이용해서 어깨 근육을 마사지한다. 목 근처의 근육에 집중하고 어깨도 주물러준다.

마사지를 하는 동안 호흡하고 먼 곳을 본다. 잠시 후 목을 몇 번 돌려준다. 반대로 오른손으로 왼쪽 어깨도 주물러준다. 뒷목 부분은 전반적으로 시각과 관련되어 있는데, 뒷목과 뒷머리의 경계가 되는 융기 부분에도 시각과 관련된 또 다른 경혈이 많이 있다.

엄지를 뒷머리의 두 융기에 놓고 나머지 손가락은 머리 뒤쪽에 힘을 뺀 상태로 놓는다. 융기와 그 밑의 풍지혈을 눌러준다.

Eye-C 차트를 보고 선명하게 보이는 순간이 있는지 확인한다. 호흡을 20~50회 하는 동안 풍지혈을 눌러준다.

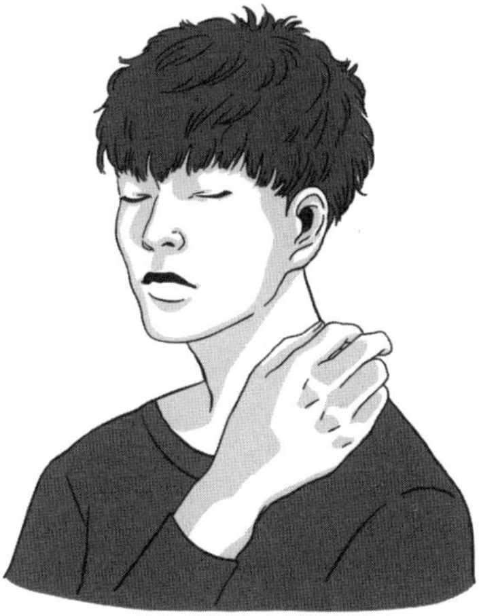

어깨와 목 마사지하기

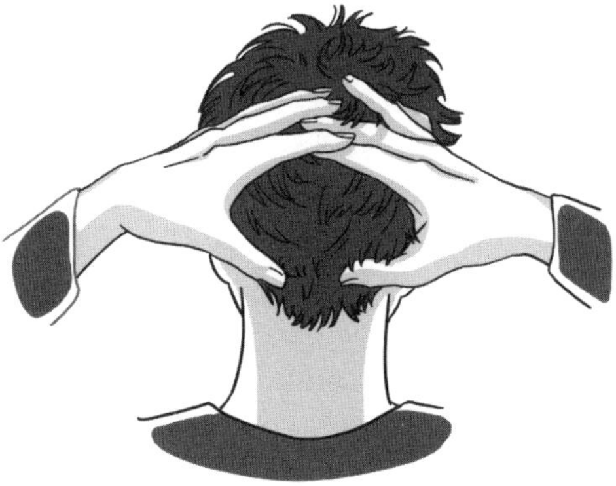

풍지혈 지압하기

관찰사항

마사지 후의 느낌은 어떤가? Eye-C 차트로 잰 시력은 어떤가? 처음에는 선명하다가 나중에 흐려지지 않는가? 선명한 시각을 다시 회복할 수 있는가?

안구 근육 스트레칭을 여기에 더한다. 그리고 자신에게 가장 효과 있는 경혈을 찾는다. 어떤 게임과 결합하는 것이 가장 좋은 효과를 나타내는가?

3단계 운동

3단계 운동 15 : 줄 게임

목적

두 눈의 초점을 동시에 한 곳으로 모아서 정확한 초점을 잡도록 도와주는 훈련으로 사시의 교정에 효과가 있다.

준비

3m 길이의 줄과 염주알처럼 가운데 줄을 낄 수 있는 구슬

운동 방법

문고리 같은 곳에 줄을 맨다. 나무에 박는 나사못을 이용해서 침대 위, 베란다, 욕실, 주방 등에 줄을 매달아 사용해도 된다.

줄을 팽팽하게 당겨 코끝에 댄다. 이때 손가락이 눈을 가리지 않게 해야 한다. 구슬 세 개를 줄에 끼우는데 하나는 줄을 맨 부분에, 다른 하나는 중간에, 마지막 하나는 눈에서 적당하게 가까운 위치구슬의 세세한 부분을 알아볼 수 있는 위치로, 이 거리는 근시나 원시와 같은 상태에 따라 달라질 수 있다에 오도록 끼운다.

만일 가까운 구슬이 선명하게 보이지 않는다면 선명해질 때까지 가까이 오게 만든다. 가장 가까운 구슬을 집중하여 주시한다.

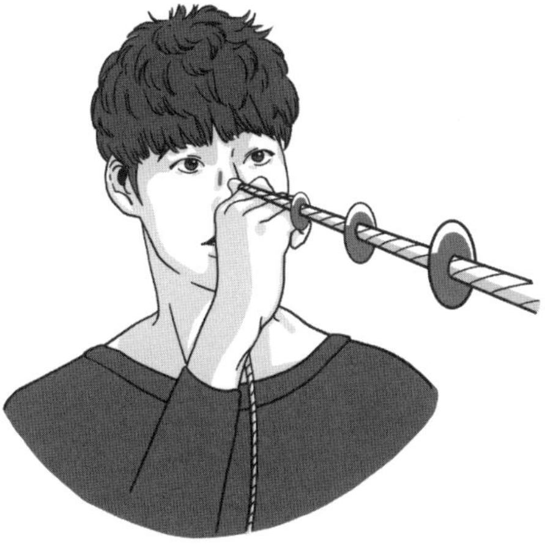

정확한 초점을 잡아주는 줄 게임

두 눈을 뜨고 이완된 방식으로 호흡하고, 구슬을 보는 동안 눈이 어떻게 느끼는지 살펴본다.

구슬이 하나로 보이는가, 아니면 두 개로 보이는가? 안구 근육에 긴장이 느껴지지 않는가? 가까운 구슬을 볼 때 먼 구슬은 어떻게 보이는가?

이런 질문들에 대한 대답은 시력의 상태를 이해할 수 있게 도와준다. 바라보는 것seeing과 주시하는 것looking의 균형이 잡혀 있다면 먼 구슬이 두 개로 보일 것이다. 가까운 구슬부터 줄이 두 개로 벌어지면서 나가는 것처럼 보일 수도 있다. 이것은 좋은 징조다. 두 눈이 협력해서 움직이고, 뇌가 이 두 개의 이미지를 잘

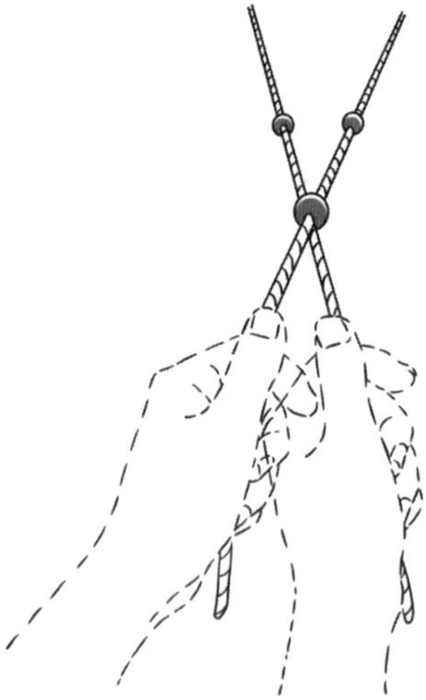

사시 교정에 효과 있는 줄 게임

받아들이고 있다는 사실을 의미한다. 줄의 어느 한 부분이 사라지면 시각 공간의 어느 한 부분이 억제되고 있는 것이다.

먼 구슬이 보이지 않는다는 것은 뇌가 두 눈으로부터 들어오는 정보를 동시에 처리하지 못한다는 것을 의미한다.

가까운 쪽의 구슬을 코에 가까이 댄다. 구슬이 하나로 보인다면 시력이 좋은 것이다. 구슬이 두 개로 변하면 게임을 좀 더 해야 한다.

줄 게임은 미취학 아동이 책 읽는 법을 배울 수 있도록 준비시켜 주는 효과도 있다. 또한 컴퓨터 작업을 한 후에 시력을 체크할 때 줄 게임을 이용할 수 있다.

호흡을 20~50회 하는 동안 게임을 하고 다른 구슬에 초점을 맞춘 후 마지막으로 손바닥으로 눈을 마사지한다.

관찰사항

어떤 조건에서 구슬이나 줄의 일부분이 보이지 않는가? 스펠링 대기, 단어 말하기, 생각하기 등을 더했을 때, 줄 또는 구슬이 보이는 것에 어떤 변화가 있는가? 마음을 자유롭게 했을 때 어떤 일이 일어나는가?

세 구슬 사이에서 초점을 원근으로 이동시킨다. 한 구슬은 시선을 집중하고looking, 다른 두 구슬은 자연스럽게 바라보도록

seeing 한다.

눈을 감고 구슬의 위치를 상상한다. 마음의 눈을 가지고 구슬 사이로 초점을 원근으로 이동시킨다.

게임을 하는 동안 끈기가 증가했는가?

3단계 운동 16 : 머리띠 게임

목적

운동 15에서 배운 개념을 주위 공간과 일상생활로 확장한다. 그리고 뇌와 눈이 바라보기seeing와 주시하기looking를 동시에 할 수 있도록 훈련한다.

준비

잘 구부러지고 플라스틱으로 코팅된 80cm 길이의 전선

운동 방법

다음 그림과 같이 머리에 맞는 머리띠처럼 전선을 구부린다. 목표는 눈앞 15cm 거리에 5cm 길이의 조각이 오도록 하는 것이다. 이 조각을 이 게임에서는 눈앞의 막대라고 하자.

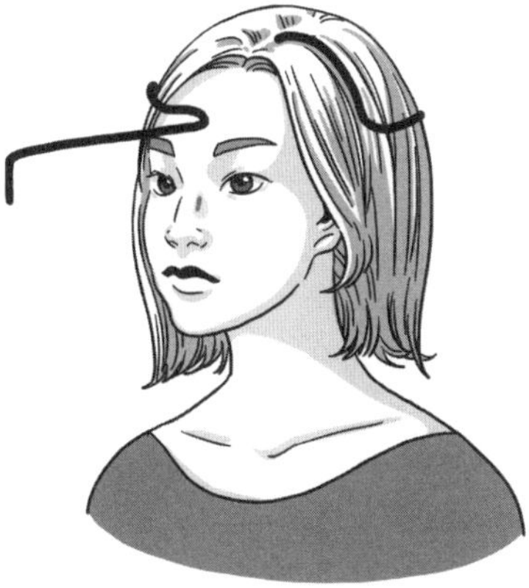

두 눈의 조화를 위한 머리띠 게임

줄 게임에서와 같이 하나의 눈앞의 막대가 두 개로 보이는지 확인한다. 그다음에 다른 물체를 쳐다보는데 물체를 정확하게 두 막대 앞 가운데 오게 한다. 눈앞의 막대 두 개가 계속 유지되는지 확인한다. 그렇지 않으면 눈을 깜빡이고 호흡을 깊게 하고 두 눈을 하나의 막대에 집중시킨 다음 긴장을 이완시킨다.

그래도 두 개로 안 보이면 이 장치를 제거하고 손바닥으로 눈을 마사지하고 안구 근육을 스트레칭한다. 얼굴을 마사지하고 하품을 한다. 막대를 두 개로 볼 수 있을 때까지 계속한다.

막대를 두 개로 보지 못한다는 것은 시력이 너무 나빠 이 게임을 배우기가 어렵다는 것을 의미한다. 이런 경우엔 시력이 좋아질 때까지 앞의 게임을 계속한다. 목표는 앞에서와 같이 바라보기seeing와 주시하기looking를 같이 할 수 있는 것이다. 주의 깊게 주시하면 하나로 보이고 자연스럽게 바라보기를 하면 두 개로 보일 것이다.

창밖을 보고 거리 건너편에서 옆 도시까지, 도로를 벗어나 이 나라도 초월해서 볼 수 있다고 상상한다. 먼 거리를 본다고 상상하고 그곳의 한 물체가 선명하게 보인다고 상상하며 두 개로 보이는 막대가 어떻게 되는지 살펴본다.

아주 멀리 보는 것은 시각 공간을 넓히는 것이다. 이것은 눈앞의 막대를 보는 거리로 점검해볼 수 있다. 더 멀리 볼수록 두 개로 보이는 막대 사이의 거리도 멀어질 것이다.

줄 게임에서와 같이 눈앞의 막대를 향해 먼 곳에서부터 연결된 줄이 있다고 생각한다. 막대에 초점을 맞추면 하나로 보이면서 눈이 가운데로 모일 것이다. 눈이 가운데로 모여도 사시로 고정되는 것은 아니므로 걱정하지 않아도 된다. 다만 지나치게 피로와 긴장을 유발해서는 안 된다.

이 게임에는 시간 제한이 없다.

관찰사항

눈앞의 막대를 집중해서 보거나looking 그냥 바라볼seeing 때의 느낌은 어떤가? 긴장이나 피로를 느낀다면 깊게 호흡하고 눈을 깜빡이고 호흡을 20~50회 하는 동안 눈을 마사지한다.

TV 시청, 독서, 요리, 컴퓨터 작업, 대화 시에도 머리띠 게임을 할 수 있다. 어떤 조건에서 두 개의 막대가 변하는지 살펴보라. 언제 하나가 없어지는지, 흐리게 보이는지, 움직이는지, 사라지는지 살펴본다. 어떤 조건에서 두 개의 막대 사이를 보는 것을 피하고 싶어 하는지 살펴본다.

이 게임은 두 눈이 함께 작용하는 데 생각, 스트레스, 긴장이 어떤 영향을 주는지 점검하게 해준다.

3단계 운동 17 : 엄지손가락 게임

목적

이 게임은 이미 3장에서 설명했다p.108~111 참조.

3단계 운동 18 : 두 엄지손가락 게임

목적

입체감을 인식하게 하고, 전뇌 지각을 더욱 발전시킨다.

운동 방법

두 엄지손가락을 눈앞에 놓는데 하나를 다른 하나보다 25cm 정도 뒤에 놓는다. 멀리 볼 때는 두 손가락을 다 본다. 두 엄지손가락이 좀 더 멀리 떨어지도록 움직여 손가락이 세 개로 보이도록 한다. 호흡과 눈 깜빡이는 것도 계속해서 세 손가락이 균형 잡힌 상태로 보이게 만든다.

이제 손가락이 세 개로 보였던 지점을 집중해서 보면 손가락이 두 개로 보일 것이다. 초점을 다시 멀리해서 손가락이 세 개로 보이게 만든다. 한 다리로 서서 세 개의 손가락을 보는 것이 어렵지 않을 때까지 이 초점 맞추기를 계속 연습한다. 두 손가락의 거리를 조절하는 것이 세 손가락이 보이는 것에 어떤 영향을 미치는

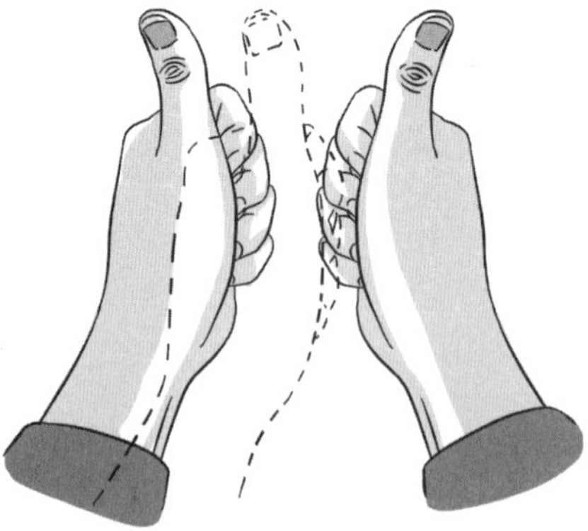

초점을 이동하며 하는 두 엄지손가락 게임

지 살펴본다. 눈을 실눈 뜨듯 살며시 감는다. 눈을 교차시키면 서너 개의 손가락도 볼 수 있을 것이다.

목표는 세 개의 손가락 중 가운뎃손가락을 선명한 상태로 볼 수 있게 만드는 것이다. 손가락과 얼굴의 거리도 조절해본다.

다음으로 손가락을 다시 세 개로 보이게 만든다. 초점을 앞뒤로 움직이면서 손가락이 계속 세 개로 보이도록 노력한다.

이를 완전히 익히기 위해 필요하다면 15분 정도 투자한다.

관찰사항

멀리/가까이 보기를 하면서 다른 단어들의 스펠링을 말한다. Eye-C 차트 앞에 앉아 세 개의 손가락을 보는 동안의 변화를 확인한다. 눈 마사지, 지압, 하품 등으로 긴장을 풀어준다.

3단계 운동 19 : 원 게임

PART 3에서 이미 설명했다p.111~113 참조.

3단계 운동 20 : 이미지 게임

목적

마음의 눈이 원하는 것을 그릴 수 있게 훈련한다.

운동 방법

이미지 게임을 할 조용한 장소를 찾는다. 이완된 상태로 깊은 호흡을 5회 실시한다.

현재 자신의 모습을 상상한다. 집, 동물, 침실, 부엌 등을 보고, 창문을 통해 보이는 풍경을 본다. 지난 여름의 여행을 상상한다. 선명한 색깔의 그림도 상상한다. 그리고 그 사물들을 직접 느끼고 있는 것처럼 생각한다. 친구, 동료, 가족 등에게 얘기하는 자신의 목소리에 귀를 기울인다.

자신의 과거나 미래를 상상하고 같은 과정을 반복한다. 안경 없이 자신을 본다. 안경 없이 보는 느낌이 어떤가? 이런 일들을 얼마나 빨리 상상할 수 있는가?

당신의 아이 때 모습을 떠올려보라. 처음 안경을 쓰기 18개월 전을 생각해보자. 그때 심한 스트레스가 있지는 않았나? 눈은 과거, 현재, 미래에 당신이 희망하는 그림을 만들 수 있게 한다.

관찰사항

- 이미지를 만드는 것이 얼마나 쉬운가?
- 마음이 자유롭게 흘러가도록 놔둘 수 있는가?
- 의식이 마음속의 그림을 선명하게 볼 수 있을 정도로 고요한가?
- 이미지 경험을 생생하게 묘사할 수 있는가?
- 이미지 게임이 목표와 목적에 어떻게 연결되는가?

3단계 운동 21 : 유지 프로그램

목적

프로그램 전체를 검토하고 가장 효과적인 운동들을 어떻게 습관화할지 결정한다.

지시사항

프로그램을 해오면서 기록한 일기를 읽고 자신에게 가장 효과적인 비전 게임을 상기한다. 계속하고 싶은 운동의 목록을 만든다. 이완, 안대, 비전 게임, 영양, 유산소 운동, 긍정적 확언, 기록 등이 유지 프로그램이 될 수 있을 것이다.

Eye-C 차트를 1주일에 한 번만 사용하고 싶거나 안대는 컴퓨터 작업이나 독서할 때만 사용하고 싶을 수도 있다.

하루 중에서 언제 비전 게임을 할 수 있는가? 하루 안에 이 프로그램을 계속할 방법을 대략적으로 정리하여 리스트를 완성해야 한다.

관찰사항

- 프로그램을 충실히 수행하고 있는가?
- 안과의사에게 진료를 받을 필요가 있는가?
- 도수를 낮춘 안경을 쓰고 싶은가?
- 나중에 프로그램을 같이 할 친구가 있는가?

시력강화운동(비전 게임) 요약

	운동	게임
1단계 (한 눈 안대)	1	멀리/가까이 보기(원근 조절하기)
	2	손바닥으로 눈 마사지하기
	3	Eye-C 차트 활용하기
	4	가볍게 초점 맞추기
	5	그림 그리기/하품하기
	6	공 흔들기
	7	초점 이동하기/스캐닝하기
2단계 (두 눈 안대)	8	코 연필 게임
	9	조명 이용하기(광안법)
	10	다이내믹 영상 게임
	11	안구 근육 스트레칭
	12	행진하기
	13	혈점 지압하기
	14	어깨와 목 마사지하기
3단계 (안대 없이)	15	줄 게임
	16	머리띠 게임
	17	엄지손가락 게임
	18	두 엄지손가락 게임
	19	원 게임
	20	이미지 게임
	21	유지 프로그램

시력 향상을 위한 단계별 제안

시력 향상을 위한 프로그램을 시작하기 위해서 다음의 단계별 제안을 따라야 한다. 다음 단계로 넘어가기 전에 전 단계를 충분히 몸에 익혀야 한다. 각 단계를 꼭 순서대로 할 필요는 없다. 특정 단계가 관심을 끈다면 그 단계를 집중적으로 하거나 단계를 건너뛰고 하는 것도 괜찮다.

- 이 책 앞부분의 PART 3까지는 꼭 읽어야 한다.
- 깨달음, 새롭게 안 지식, 생각은 메모해놓는 것이 좋다.
- 콘택트렌즈를 끼고 있다면 안경을 사용하는 것이 더 좋다.
- 안경을 쓰고 있다면 이 책의 내용에 공감하는 안과의사에게 0.5 시력을 맞춰주는 시력보완렌즈를 처방받아야 한다.
- PART 1의 설문을 통해 자신의 시력 상태를 체크한다.

- PART 1과 Eye-C 차트를 이용해서 시력 수치를 얻는다.
- PART 2의 운동에서 자신이 보는 방식시각 스타일을 알아야 한다.
- PART 2의 제안에 따라 영양 섭취를 조절한다.
- 유산소 운동을 매일 한다.
- 콘택트렌즈 또는 안경 없이 보내는 시간을 체계적으로 늘려간다. 안경이나 콘택트렌즈를 사용하지 않아도 잘할 수 있는 일을 메모해둔다.
- 시력을 더 잘 이해하기 위해 PART 3의 시력강화운동을 한다.
- 개인적인 목적이나 목표를 준비하는 데 1주일 정도는 보내도록 한다.
- Eye-C 차트 게임은 긍정적인 확언과 함께 1주일 동안 매일 10~20분 정도 한다.
- 비전 게임의 운동 9를 하면서 안경 없이 야외에서 자연광을 쬐는 데 일주일 동안, 하루 15분 정도 투자한다.
- 더 잘 보이는 눈에 안대를 하는 것부터 시작한다. 안대를 하고 얼마나 오랫동안 편안하게 있을 수 있는지 알아본다.

  안경을 쓰고 안대를 할 경우에는 안경에 스티커를 붙여서 사용할 수도 있다. 안대를 재미있게 장식해서 눈에 문제가 있는 게 아니라 즐거운 게임을 하고 있다는 사실을 다른 사람들에게 알린다.

안대는 한 번에 4시간 동안 계속 착용하는 것이 좋지만 만일 불편하다면 짧은 시간부터 시작해서 매일 시간을 조금씩 늘려가면서 적당한 시간을 찾는 것도 좋다. 한 가지 주의해야 할 점은 운전과 같이 위험한 상황에서는 절대 안대를 하면 안 된다는 것이다. 처음에는 집에서 안전하고 편안하게 안대를 하는 것부터 시작한다.

- 한 눈 비전 게임의 내용과 방향에 익숙해지기 위해 1단계 비전 게임은 렌즈 없이 시작한다. 1단계의 7가지 비전 게임의 내용을 충분히 읽고 친숙하게 느낄 때까지 계속한다. 이를 다 소화했다고 생각될 때 게임을 습관화한다.
- 기록을 남긴다.
- 필요하다면 안과의사에게 진료를 받는다.

한 권으로 읽는 상식&비상식 시리즈

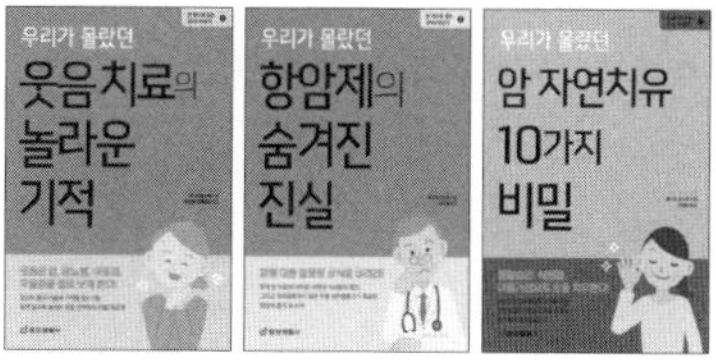

우리가 몰랐던 **웃음 치료의 놀라운 기적**
후나세 슌스케 지음 | 이요셉 · 김채송화 옮김 | 14,500원

우리가 몰랐던 **항암제의 숨겨진 진실**
후나세 슌스케 지음 | 김하경 옮김 | 14,500원

우리가 몰랐던 **암 자연치유 10가지 비밀**
후나세 슌스케 지음 | 이정은 옮김 | 13,500원

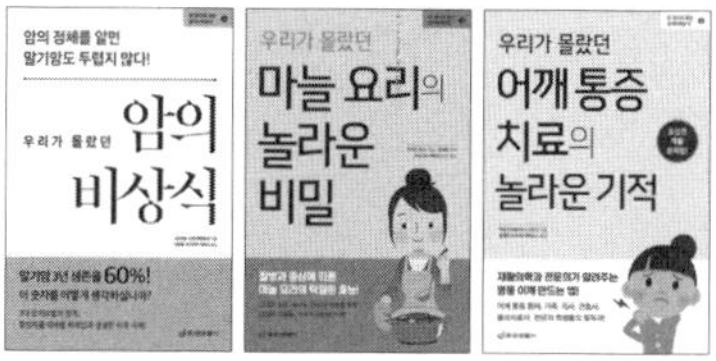

우리가 몰랐던 **암의 비상식**
시라카와 타로 지음 | 이준육 · 타키자와 야요이 옮김 | 14,000원

우리가 몰랐던 **마늘 요리의 놀라운 비밀**
주부의 벗사 지음 | 한재복 편역 | 백성진 요리 · 감수 | 12,900원

우리가 몰랐던 **어깨 통증 치료의 놀라운 기적**
박성진 지음 | 올컬러 | 16,000원

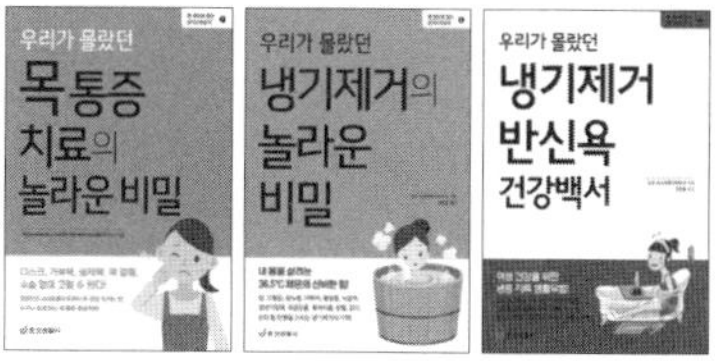

우리가 몰랐던 **목 통증 치료의 놀라운 비밀**
박문수 지음 | 13,500원

우리가 몰랐던 **냉기제거의 놀라운 비밀**
신도 요시하루 지음 | 고선윤 옮김 | 15,000원

우리가 몰랐던 **냉기제거 반신욕 건강백서**
신도 요시하루 지음 | 고선윤 옮김 | 14,000원

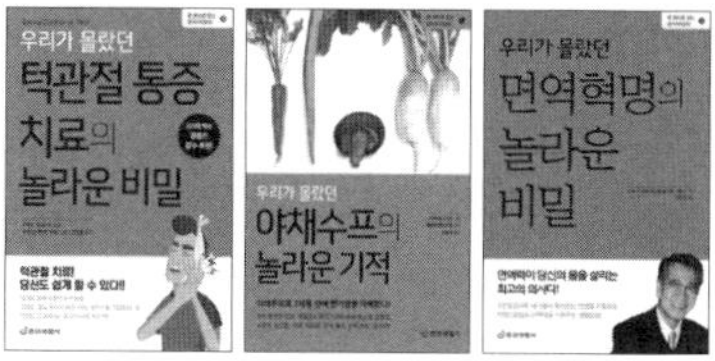

우리가 몰랐던 **턱관절 통증 치료의 놀라운 비밀**
로버트 업가르드 지음 | 권종진 감수 | 장성준 옮김 | 15,000원

우리가 몰랐던 **야채수프의 놀라운 기적**
다테이시 가즈 지음 | 예술자연농식품 감수 | 강승현 옮김 | 14,000원

우리가 몰랐던 **면역혁명의 놀라운 비밀**
아보 도오루 · 후나세 슌스케 · 기준성 지음 | 박주영 옮김 | 14,000원

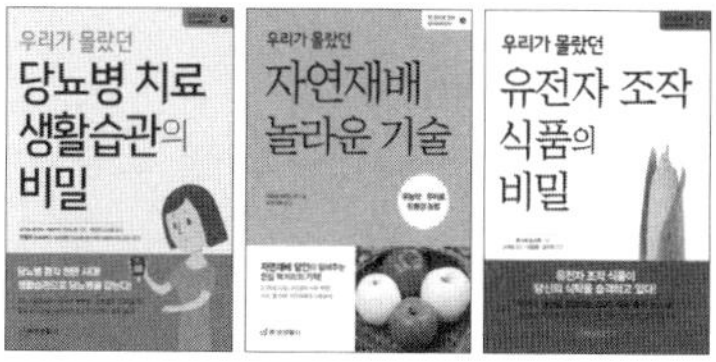

우리가 몰랐던 **당뇨병 치료 생활습관의 비밀**
오비츠 료이치 외 지음 | 박선무 · 고선윤 옮김 | 15,000원

우리가 몰랐던 **자연재배 놀라운 기술**
기무라 아키노리 지음 | 도라지회 옮김 | 15,000원

우리가 몰랐던 **유전자 조작 식품의 비밀**
후나세 슌스케 지음 | 고선윤 옮김 | 15,000원

중앙생활사 Joongang Life Publishing Co.
중앙경제평론사 | 중앙에듀북스 Joongang Economy Publishing Co./Joongang Edubooks Publishing Co.

중앙생활사는 건강한 생활, 행복한 삶을 일군다는 신념 아래 설립된 건강 · 실용서 전문 출판사로서
치열한 생존경쟁에 심신이 지친 현대인에게 건강과 생활의 지혜를 주는 책을 발간하고 있습니다.

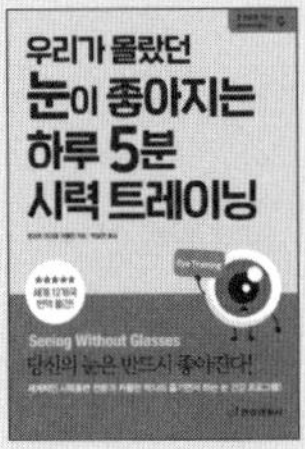

우리가 몰랐던 **눈이 좋아지는 하루 5분 시력 트레이닝**

초판 1쇄 인쇄 | 2020년 11월 15일
초판 1쇄 발행 | 2020년 11월 20일

지은이 | 로버트 마이클 카플란(Rovert Michael Kaplan)
옮긴이 | 박창은(ChangEun Park)
펴낸이 | 최점옥(JeomOg Choi)
펴낸곳 | 중앙생활사(Joongang Life Publishing Co.)

대　　표 | 김용주
책임편집 | 유라미
본문디자인 | 박근영

출력 | 한영문화사　종이 | 한솔PNS　인쇄 · 제본 | 한영문화사

잘못된 책은 구입한 서점에서 교환해드립니다.
가격은 표지 뒷면에 있습니다.

ISBN 978-89-6141-261-2(03510)

원서명 | Seeing Without Glasses

등록 | 1999년 1월 16일 제2-2730호
주소 | ㊥ 04590 서울시 중구 다산로20길 5(신당4동 340-128) 중앙빌딩
전화 | (02)2253-4463(代)　팩스 | (02)2253-7988
홈페이지 | www.japub.co.kr　블로그 | http://blog.naver.com/japub
페이스북 | https://www.facebook.com/japub.co.kr　이메일 | japub@naver.com
♣ 중앙생활사는 중앙경제평론사 · 중앙에듀북스와 자매회사입니다.

※ 이 책은《기적의 시력 치유》를 독자들의 요구에 맞춰 새롭게 출간하였습니다.

※ 이 도서의 국립중앙도서관 출판시도서목록(CIP)은 서지정보유통지원시스템 홈페이지(http://seoji.nl.go.kr)와
국가자료공동목록시스템(http://www.nl.go.kr/kolisnet)에서 이용하실 수 있습니다.(CIP제어번호 : CIP2020043627)